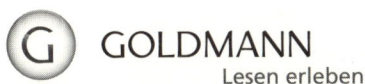

GOLDMANN
Lesen erleben

Buch

Der Kampf gegen Krebs mit Strahlen- und Chemotherapie ist belastend und mit vielfältigen, oft gravierenden Nebenwirkungen verbunden. Hier finden Sie Unterstützung, genau auf Ihre Situation abgestimmt. Prof. Dr. med. Josef Beuth stellt die 70 häufigsten Beschwerden vor und erläutert, wie Sie sie schonend und wirksam mit naturheilkundlichen und komplementärmedizinischen Mitteln behandeln können. So helfen etwa Enzyme gegen Lymphödem, Leinsamen-Bäder bei Hand-Fuß-Syndrom und Bromelain bei Thrombose. Damit bekommen Sie akute Beschwerden kurzfristig in den Griff und sichern langfristig Ihr Wohlbefinden!

Autor

Prof. Dr. med. Josef Beuth studierte Medizin an der Universität Köln und Sport an der Deutschen Sporthochschule Köln. Forschungsstipendien der Deutschen Forschungsgemeinschaft und der Deutschen Krebshilfe ermöglichten ihm Forschungen auf den Gebieten der Immunologie, Onkologie und Infektiologie. Prof. Beuth verfügt über Facharzt- und Zusatzausbildung, zum Beispiel in der Naturheilkunde. 1999 gründete er das Institut zur wissenschaftlichen Evaluation naturheilkundlicher Verfahren der Universität Köln, dessen Leiter er bis heute ist.

Außerdem von Prof. Dr. Josef Beuth im Programm

Gesund bleiben nach Krebs

Prof. Dr. med. Josef Beuth

Gut durch die Krebstherapie

Wie Sie Nebenwirkungen
und Beschwerden lindern

GOLDMANN

Alle Ratschläge in diesem Buch wurden vom Autor und vom Verlag sorgfältig erwogen und geprüft. Eine Garantie kann dennoch nicht übernommen werden. Eine Haftung des Autors beziehungsweise des Verlags und seiner Beauftragten für Personen-, Sach- und Vermögensschäden ist daher ausgeschlossen.

Der Verlag weist ausdrücklich darauf hin, dass im Text enthaltene externe Links vom Verlag nur bis zum Zeitpunkt der Buchveröffentlichung eingesehen werden konnten. Auf spätere Veränderungen hat der Verlag keinerlei Einfluss. Eine Haftung des Verlags für externe Links ist daher ausgeschlossen.

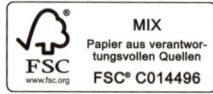

MIX
Papier aus verantwor-
tungsvollen Quellen
FSC® C014496

Verlagsgruppe Random House FSC® N001967

1. Auflage
Vollständige Taschenbuchausgabe September 2017
Wilhelm Goldmann Verlag, München,
in der Verlagsgruppe Random House GmbH,
Neumarkter Straße 28, 81673 München
© 2009/2011 der Originalausgabe: Trias Verlag
in MVS Medizinverlage Stuttgart GmbH & Co. KG,
Oswald-Hesse-Straße 50, 70469 Stuttgart
Umschlaggestaltung: UNO Werbeagentur, München
Umschlagmotiv: plainpicture/Stephen Shepherd
Satz: Uhl + Massopust, Aalen
Druck und Bindung: GGP Media GmbH, Pößneck
KW · Herstellung: IH
Printed in Germany
ISBN 978-3-442-17681-6
www.goldmann-verlag.de

Besuchen Sie den Goldmann Verlag im Netz:
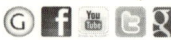

Inhalt

Inhalt

Inhalt

Anhang

Liebe Leserin, lieber Leser,

bei Ihnen steht eine Chemotherapie oder eine andere Krebstherapie an und Ihnen graust vor den Nebenwirkungen? Oder Sie stecken schon mittendrin, fühlen sich schlapp, Ihre Gelenke schmerzen, Ihre Haut juckt unerträglich oder Sie werden von anderen Beschwerden oder zusätzlichen Erkrankungen gequält? Das sind mögliche Gründe, um zu diesem Buch zu greifen. Es richtet sich an alle Menschen, die eine Krebserkrankung haben und daher eine oder mehrere der sogenannten Krebsstandardtherapien – also Operation, Chemo-, Strahlen-, Antihormon- oder Antikörpertherapie – benötigen. Diese Therapien wirken aggressiv, denn sie sollen die Krebszellen ausmerzen.

Damit Ihr Körper dabei möglichst wenig in Mitleidenschaft gezogen und Ihre Lebensqualität nicht zu stark beeinträchtigt wird, wollen Sie sich schützen. Es wird eine Fülle von Verfahren angeboten (wie Bioresonanztherapie, Eigenblutbehandlung, Homöopathie, Hyperthermie, Probiotika, Nahrungsergänzungsmittel), aber nur wenige davon sind für Sie persönlich tatsächlich hilfreich und empfehlenswert. Denn was wann nützt, hängt u. a. davon ab, welche Krebserkrankung vorliegt, welche Standardtherapien nötig sind und vor allem welche Beschwerden Sie tatsächlich haben.

Dieser Ratgeber listet alle wichtigen – häufigen und auch selteneren – Beschwerden und Krankheiten auf, die im Rahmen einer Krebserkrankung und deren Behandlung auftreten können. Zunächst wird jedes Symptom erläutert, warum und wie es mit dem Krebs bzw. den Standardtherapien zusammenhängt. Anschließend erfahren Sie unter der Überschrift »Therapie« in knapper Form, welche medizinischen Behandlungsmöglichkeiten es gibt. Danach gehe ich unter »So hilft Ihnen die Komplementärmedizin« ausführlich darauf ein, welche Verfahren sich bei der spezifischen Nebenwirkung bzw. Beschwerde oder Erkrankung bewährt haben.

■ Alle Empfehlungen beruhen auf einer sorgfältigen wissenschaftlichen Überprüfung von Unbedenklichkeit und Wirksamkeit der Verfahren, wobei die Wirksamkeit erfahrungsmedizinisch oder wissenschaftlich belegt ist.

■ Es werden nur komplementärmedizinische Maßnahmen empfohlen, die keinen hemmenden Einfluss auf die absolut vorrangigen Krebsstandardtherapien (Operation, Chemo-, Strahlen-, Antihormon-, Antikörpertherapie) haben.

■ Mögliche Wechselwirkungen mit den Krebsstandardtherapien sowie Gegenanzeigen werden benannt (im »Achtung-Kasten«).

■ In diesen Kästen finden sich auch Warnhinweise, welche Verfahren häufig bei der Beschwerde oder Erkrankung angeboten werden, für die jedoch bisher weder Wirksamkeit noch Unbedenklichkeit belegt wurden. Mit anderen Worten, von welchen Methoden man lieber die Finger lassen sollte.

Die empfohlenen Verfahren wirken sanft und ganzheitlich; häufig stammen sie aus der Naturheilkunde oder der Schatzkiste der »Hausmittel«, was auch den Vorteil hat, dass sie oft preisgünstig sind. Die Methoden bieten Ihnen die Möglichkeit, aktiv etwas für Ihr Wohlbefinden und Ihre Gesundung zu tun und trotz Krebserkrankung ein möglichst beschwerdefreies Leben zu führen. Häufig helfen bereits kleine Übungen oder Veränderungen im Lebensstil. Die Empfehlungen sind einfach umzusetzen bzw. anzuwenden und haben sich im Alltag bewährt, denn dieser Ratgeber entstand in »enger Zusammenarbeit« mit meinen Patienten. Sie schilderten mir in den Beratungsgesprächen ihre Beschwerden und Nebenwirkungen der Krebstherapie oder Erkrankungen, die zusätzlich aufgetreten sind, und gaben mir Rückmeldungen über die angewandten komplementärmedizinischen Verfahren. Es waren auch meine Patienten, die anregten, dieses gesammelte Wissen allen Betroffenen zur Verfügung zu stellen. Und so hoffe ich, dass daraus ein Ratgeber entstanden ist, der Ihnen einen Leitfaden im Dschungel der angebotenen Maßnahmen bietet, Sie zur Selbsthilfe ermutigt und Sie dabei unterstützt, gut durch die Krebstherapie zu kommen.

Josef Beuth, Köln

Wichtiger Hinweis:

Wie jede Wissenschaft ist die Medizin ständigen Entwicklungen unterworfen, Forschung und klinische Erfahrung erweitern unsere Erkenntnisse, insbesondere was Behandlung und medikamentöse Therapie anbelangt. Soweit in diesem Werk eine Dosierung oder eine Applikation erwähnt wird, darf der Leser zwar darauf vertrauen, dass Autoren, Herausgeber und Verlag große Sorgfalt darauf verwandt haben, dass diese Angabe dem Wissensstand bei Fertigstellung des Werkes entspricht. Für Angaben, Dosierungsanweisungen und Applikationsformen kann vom Verlag jedoch keine Gewähr übernommen werden. Jeder Benutzer ist angehalten, durch sorgfältige Prüfung der Beipackzettel der verwendeten Präparate und unter Umständen nach Konsultation eines Spezialisten festzustellen, ob die dort gegebene Empfehlung für Dosierungen oder die Beachtung von Kontraindikationen gegenüber der Angabe in diesem Buch abweicht. Eine solche Prüfung ist besonders wichtig bei selten verwendeten Präparaten oder solchen, die neu auf den Markt gebracht worden sind. Jede Dosierung oder Anwendung erfolgt auf eigene Gefahr des Benutzers. Autoren und Verlag appellieren an jeden Benutzer, ihm etwa auffallende Ungenauigkeiten dem Verlag mitzuteilen.

Geschützte Warennamen (Warenzeichen) werden nicht besonders kenntlich gemacht. Normalerweise handelt es sich um deutsche Warenzeichen bzw. Warennamen, österreichische sind mit (Ö) gekennzeichnet. Aus dem Fehlen eines solchen Hinweises kann also nicht geschlossen werden, dass es sich um einen freien Warennamen handelt. Das Werk, einschließlich aller seiner Teile, ist urheberrechtlich geschützt. Jede Verwertung außerhalb der engen Grenzen des Urheberrechtsgesetzes ist ohne Zustimmung des Verlages unzulässig und strafbar. Das gilt insbesondere für Vervielfältigungen, Übersetzungen, Mikroverfilmungen und die Einspeicherung und Verarbeitung in elektronische Systeme.

Einleitung

Nebenwirkungen von Krebsoperationen umfassen insbesondere Schmerzen, Narbenbildungen, Verwachsungen, Wund- bzw. allgemeine Infekte, Blutverluste, Funktionsbeeinträchtigungen betroffener Organe bzw. Körperteile.

Welche Nebenwirkungen treten auf?

Die häufigsten Nebenwirkungen der adjuvanten (unterstützenden) Krebsstandardtherapien (insbesondere der Chemo- und Strahlentherapie) treten auf, da durch die Behandlung Krebszellen am Wachstum gehindert werden und absterben. Da Krebszellen aus körpereigenen Zellen entstanden sind, haben diese Therapien auch Auswirkungen auf gesunde Körperzellen, insbesondere solche, die sich schnell teilen. Dies erklärt das Auftreten und die Ausprägung der häufigsten unerwünschten Nebenwirkungen, die insbesondere Haut und Schleimhäute, Haare, Knochenmark und Blut betreffen, z. B. Appetitlosigkeit, Erbrechen, Übelkeit, Durchfall, Blutbildveränderungen, Haarausfall, Müdigkeit, Nervenstörungen (Missempfindungen), Hautveränderungen, Muskel- und Gelenkbeschwerden.

Bei den Nebenwirkungen kann man zwischen akuten Nebenwirkungen, die vorübergehend auftreten und mit der Beendigung der Therapie wieder verschwinden, und chronischen Nebenwirkungen, die auch nach Behandlungsende anhalten, unterscheiden. Zu den akuten Nebenwirkungen zählen z. B.

Übelkeit, Erbrechen, Schleimhautentzündungen, Haarausfall, Blutbildveränderungen durch Schädigung des Knochenmarks, Infektions- und Blutungsneigung und Müdigkeit. Zu den chronischen Nebenwirkungen gehören z. B. Schädigung des Erbmaterials von körpereigenen Zellen mit Gefährdung für Zweitkrebse oder Unfruchtbarkeit, chronische Müdigkeit und psychosomatische Erkrankungen.

Mit komplementärmedizinischen Maßnahmen gegensteuern

Diesen Nebenwirkungen ist man jedoch nicht hilflos ausgeliefert, sondern man kann mit komplementärmedizinischen Maßnahmen gegensteuern. Ein wichtiges Ziel ist die Erhaltung bzw. Stabilisierung der Lebensqualität während und nach der Krebsbehandlung (z. B. Chemo-, Strahlen-, Hormontherapien). Dies hat sich in vielen Diskussionen, u. a. mit Ärztekammern, Fachgesellschaften, Krankenkassen und insbesondere auch Patienten, als erstrebenswert herausgestellt, da bei erhaltener Lebensqualität die Krebsstandardtherapien in der optimalen Dosierung und Zeitabfolge verabreicht werden können, was die Chance auf Heilung deutlich steigert. Im Vordergrund einer stabilisierten Lebensqualität stehen sowohl körperliches wie auch seelisches Wohlbefinden, das unter bedarfsangepassten komplementären Maßnahmen (u. a. Psychoonkologie, Ernährungsoptimierung, Sport sowie wirksamkeitsgeprüften medikamentösen Therapien) erreicht werden kann.

Komplementärmedizinische Maßnahmen, deren Wirksamkeit und Unbedenklichkeit in Studien belegt wurden,

- vermindern die Symptome der Krebserkrankung,
- lindern die Nebenwirkungen der Krebstherapie und
- verbessern die Lebensqualität.

Was Sie über komplementärmedizinische Verfahren wissen sollten

Für die meisten angebotenen Zusatzverfahren gibt es bisher jedoch keine Studien, die nachgewiesen hätten, dass sie tatsächlich wirksam und unbedenklich sind. Es ist wichtig, sich klarzumachen, dass auch komplementärmedizinische Verfahren

- mit allgemeinen gesundheitlichen Risiken einhergehen können,
- die Krebsstandardtherapien in ihrer Wirksamkeit reduzieren können und

TIPP

Wissenschaftlich geprüfte Verfahren

Im Literaturverzeichnis finden Sie Angaben zu wirksamkeitsgeprüften komplementärmedizinischen Verfahren. In den erwähnten Veröffentlichungen können, bei Interesse, die Daten der klinischen Untersuchungen eingesehen werden. Dies kann die zuweilen nicht gerechtfertigte Ablehnung komplementärmedizinischer Verfahren durch nicht umfassend informierte Therapeuten verhindern, gibt Ihnen Argumentationshilfen an die Hand und die Sicherheit, dass die entsprechenden Anwendungen in kontrollierten klinischen Studien und Untersuchungen getestet wurden.

■ mit spezifischen therapieabhängigen Nebenwirkungen einhergehen können.

Was bedeutet das nun? Diese drei Punkte sollen etwas näher erläutert werden.

Gesundheitliche Risiken

Die größte allgemeine Gefahr bei falscher Anwendung komplementärer Therapien stellt die verzögerte Gabe bzw. Ablehnung von erprobten, heilenden Standardtherapien dar. In diesen Fällen wird Komplementärmedizin fälschlich zur »Alternativmedizin«, die in der Krebstherapie (sowie in anderen medizinischen Disziplinen) bislang noch keine wissenschaftlich gesicherten, relevanten Therapieeffekte aufzeigen konnte.

Patienten mit chronischen Erkrankungen, die schwer therapierbar sind (u.a. Krebs), halten sich verständlicherweise an jedem Strohhalm fest und sind besonders anfällig für nicht haltbare Versprechen, die auch nur den Hauch eines Erfolges bieten. So tauchen immer wieder unverantwortliche Anzeigen in Tageszeitungen auf, die versprechen: »Brustkrebs? Sie brauchen keine verstümmelnde Operation, keine aggressive Chemo- und Strahlentherapie! Wir heilen mit biologischen Mitteln bei erhaltener Lebensqualität.« Auf der Grundlage der wissenschaftlichen Medizin entbehren derartige Werbeaussagen jedweder Grundlage und können lebensgefährlich sein!

Die Wirksamkeit der Standardtherapie wird vermindert

Medikationen, deren Unbedenklichkeit bislang nicht bewiesen ist und die zu einer Beeinträchtigung der Wirksamkeit von Chemo- und Strahlentherapie führen können, sind beispielsweise

▌ hoch bzw. falsch dosierte Antioxidanzien und Vitamine, z. B. Coenzym Q10, Glutathion oder die Vitamine C und E.

Komplementäre Maßnahmen, die den Stoffwechsel der Leber aktivieren und damit die Wirksamkeit von Chemotherapien vermindern, sind z. B. Pampelmusensaft und Johanniskraut.

Auch komplementärmedizinische Verfahren können Nebenwirkungen haben

Alle medikamentösen Behandlungen können mit spezifischen (therapiebedingten) Nebenwirkungen einhergehen, auch die der Komplementärmedizin. Daher sollte die Verabreichung komplementärmedizinischer Maßnahmen immer mit den behandelnden Ärzten abgesprochen werden.

Spezifische Nebenwirkungen umfassen beispielsweise

▌ Aktivierung von Autoimmunerkrankungen sowie Auslösung von Hautreaktionen (durch Immuntherapien, z. B. Misteltherapie);

▌ Hautverbrennungen, extreme Herz-Kreislauf-Belastung mit Folgeerkrankungen wie Herzinfarkt durch Hyperthermie;

▌ allergische Reaktion bis hin zum anaphylaktischen Schock durch Injektion von Heilmitteln pflanzlichen und tierischen Ursprungs.

Aus den beschriebenen Gründen kann es also für Krebspatienten gefährlich sein, Ratschlägen aus allgemeinen naturheilkundlichen Büchern zu folgen oder zusätzliche Therapieverfahren wahllos anzuwenden. Bitte suchen Sie gezielt die Beschwerden und Maßnahmen aus diesem Buch heraus, die auf Ihre individuelle Situation zutreffen. Nur so können Sie sichergehen, dass Sie Ihrem Körper tatsächlich etwas Gutes tun und ihn bei der Krebsbekämpfung unterstützen. Bitte denken Sie auch daran, die ergänzenden Verfahren, die Sie anwenden wollen, mit Ihrem Arzt zu besprechen.

Abszess

Unter einem Abszess versteht man einen abgekapselten Entzündungsherd, der Eiter (Gemisch aus Bakterien und Immunzellen, den sogenannten Leukozyten) enthält. Typische Entstehungsorte sind Haarfollikel, Schweißdrüsen oder Analdrüsen sowie Schleimhäute und Muskeln. Abszesse bewirken in Abhängigkeit von ihrer Größe eine Span-

ACHTUNG

■ Behandeln Sie Abszesse oder Furunkel im Gesichtsbereich nicht ohne ärztliche Anleitung, da schwerwiegende Komplikationen (z. B. Narbenbildung; bakterielle Besiedlung des Gehirns) auftreten können.

■ Größere Abszesse, tief liegende Abszesse oder symptomatische Abszesse (mit Fieber, Spannungsschmerzen, lokalen Entzündungszeichen) bedürfen ebenfalls immer der ärztlichen Versorgung.

■ Falsche Therapiemaßnahmen (Ausdrücken, Einschneiden, Löchern) können zur Verbreitung der Bakterien im Körper mit schwerwiegenden Folgekrankheiten führen.

■ Kleinere Abszesse der Haut (außerhalb des Gesichtsbereichs) bedürfen in der Regel keiner ärztlichen Behandlung; hier reichen meist die unten genannten komplementärmedizinischen Maßnahmen aus. Bitte scheuen Sie sich jedoch nie, bei Unsicherheit auch kleinere Abszesse Ihrem Arzt zu zeigen!

nung der Haut, die zudem gerötet, erwärmt und schmerzhaft sein kann; sie gehen zuweilen mit Fieber einher. Abszesse können spontan auftreten (z. B. durch Verstopfung von Poren oder Drüsengängen) sowie im Gefolge von Verletzungen oder Therapiemaßnahmen (z. B. Operationen, Injektionen) oder Diagnostikmaßnahmen (z. B. Biopsien, endoskopische Eingriffe). Vorbeugend wirksam ist insbesondere eine sorgfältige Hygiene (z. B. bei invasiver Diagnostik oder Therapie).

Therapie

Der Empfehlung von Hippokrates »Wo Eiter ist, dort entleere ihn« ist auch heutzutage noch uneingeschränkt zuzustimmen. Dies bedeutet, dass die entscheidende Therapiemaßnahme meist im Eröffnen des Abszesses (manuell bzw. operativ), Abfließenlassen des Eiters und Gewährleistung des weiteren Abflusses besteht. Eine Antibiotikatherapie (zusätzlich zur operativen Eröffnung oder als alleinige Therapiemaßnahme) muss immer kritisch erwogen werden.

So hilft Ihnen die Komplementärmedizin

Kühlung: Damit sich der Abszess nicht weiterentwickelt, sollten Sie die betroffenen Regionen kühlen:

▌ Verwenden Sie dazu kaltes Leitungswasser bzw. ein mit kaltem Wasser getränktes Tuch oder eine Kompresse.
▌ Sie können auch Heilerde, die Sie mit Essigwasser versetzen, aufbringen. Geben Sie einen ½ Esslöffel Essig auf einen ½ Liter Wasser und rühren Heilerde ein, bis eine

SO GEHT'S

Geeignete Salben

Tragen Sie eine sogenannte Zugsalbe (Wirkstoff: sulfiertes Schieferöl; Ammoniumbituminosulfat) oder eine Salbe mit Waldbingelkraut (Wirkstoff: *Mercuralis perennis*) mehrmals täglich (bzw. über Nacht) auf die betroffene Stelle auf. Zugsalbe entfaltet ihre Wirkung durch Hemmung der Entzündungsreaktion und Förderung der Durchblutung; Waldbingelkraut wirkt entzündungshemmend, abschwellend und antibakteriell.

Paste entsteht. Diese Paste streichen Sie auf die betroffene Region und lassen sie ca. 30 Minuten einwirken. Danach spülen Sie die angetrocknete Paste mit klarem Wasser ab.

Erwärmung: Zur Öffnung und nachfolgenden Entleerung kleinerer Eiterherde oder Abszesse der Haut:

▌ Baden Sie die betroffene Region in warmem Salzwasser: Lösen Sie dazu einen Teelöffel Kochsalz in ca. einem Liter 40–50 °C warmem Wasser auf.

A

Abwehrschwäche

Die zur Krebstherapie notwendigen Maßnahmen, wie Chemo- oder Strahlentherapie, bekämpfen nicht nur Krebszellen, sondern schwächen auch das Abwehrsystem (Immunsystem). Denn sie hindern nicht nur schnell wachsende Krebszellen, sondern auch gesunde Körperzellen am Wachstum. Dies betrifft u. a. schnell wachsende Vorstufen von Abwehrzellen im blutbildenden Knochenmark. Dadurch wird der Nachschub an funktionsfähigen Abwehrzellen aus dem Knochenmark in Blut und Gewebe vorübergehend reduziert, was mit einer verminderten Immunzellzahl bzw. -zellaktivität sowie mit erhöhter Infektanfälligkeit einhergehen kann. Erste Anzeichen einer behandlungsbedürftigen Infektion sind Temperaturen über 38 °C oder Schüttelfrost. Bei Fieber über 38 °C, schwerer Erkältung, Halsentzündung, Brennen beim Wasserlassen oder anderen Zeichen einer Infektion sollten Sie unbedingt den behandelnden Onkologen aufsuchen.

Die Auswirkungen auf das Immunsystem hängen von Art und Dosierung der Chemotherapie sowie von Umfang und Dosis der Strahlentherapie ab. Bitte fragen Sie Ihren behandelnden Onkologen bzw. Strahlentherapeuten nach eventuellen Vorsichtsmaßnahmen, die im Verlauf der Therapie befolgt werden sollten!

Neben der notwendigen Krebstherapie kann es weitere Ursachen für eine Abwehrschwäche geben: Stress, seelische Belastungen, Bewegungsmangel, ungesunde Ernährung (zu wenig

> **TIPP**
>
> ## Woran erkennt man eine Abwehrschwäche?
>
> Falls Sie folgende Veränderungen an sich bemerken, könnten das Anzeichen einer Abwehrschwäche sein:
>
> - allgemeines Schwächegefühl, Müdigkeit, Abgeschlagenheit,
> - verminderte Leistungsfähigkeit,
> - Appetitmangel, Gewichtsverlust,
> - erhöhte Anfälligkeit für Infekte mit Bakterien, Viren, Pilzen, Parasiten, die der Therapie bedürfen.
>
> Ob Ihre Beschwerden tatsächlich mit einem geschwächten Immunsystem zusammenhängen, kann Ihr Arzt mithilfe verschiedener Laboruntersuchungen des Blutes feststellen (z. B. kleines Blutbild, Differenzialblutbild, Immunstatus, Messung von Eiweißen u. a. Immunglobulinen, Akutphaseproteinen).

Vitamine und Ballaststoffe), Übergewicht, übermäßiger Konsum von Genussmitteln wie Alkohol oder Nikotin, Stoffwechselerkrankungen wie Diabetes mellitus, Verletzungen, um nur einige der möglichen Einflussfaktoren zu nennen.

Therapie

Hat die Abwehrschwäche bereits zu einer Infektionskrankheit wie Lungen-, Nebenhöhlen- oder Blasenentzündung geführt, dann wird der Arzt je nach Erreger eine wirksame Therapie verordnen. Liegt ein bakterieller Infekt vor, wird ein Antibiotikum verschrieben; bei einer Pilzinfektion ein Antimykotikum und bei einem viralen Infekt ein Virostatikum. Daneben kann es bei sehr niedrigen Leukozytenzahlen sinnvoll sein, Wachstumsfaktoren oder Immunglobuline therapeutisch zu verabreichen.

▪ Wachstumsfaktoren stimulieren Wachstum, Ausreifung und Freisetzung von Leukozyten (Zellen des Blutes mit Abwehraufgaben).
▪ Immunglobuline sind Eiweiße, die Abwehrfunktionen erfüllen. Sie können Bakterien, Viren oder Krebszellen abtöten.

So hilft Ihnen die Komplementärmedizin

Bewegung: Mäßiges aber regelmäßiges Ausdauertraining (z. B. Gehen, Walken, Joggen, Radfahren, Schwimmen) oder körperliche Aktivität stärken das Immunsystem, das Herz-Kreislauf-System, das Hormonsystem und den Stoffwechsel. Dreimal pro Woche 45–60 Minuten Bewegung reichen aus, um insbesondere die körpereigene Abwehr und den Stoffwechsel anzukurbeln. (Damit tun Sie ebenfalls etwas zur Vorbeugung, um nicht [erneut] an Krebs zu erkranken.)

Abnehmen: Falls Sie abnehmen wollen, sollten Sie in der ersten Stunde nach Beendigung der Übungen nichts Kalorienhaltiges essen oder trinken. In dieser Phase ist Ihr Stoffwechsel sehr aktiv und »knabbert« an Ihren Fettreserven. Bei Aufnahme von kalorienhaltigen Speisen oder Getränken wird dieser Prozess gestoppt, da Sie dem Organismus »Energie« von außen zukommen lassen. Wasser bzw. kalorienfreie Getränke sind jederzeit erlaubt und wichtig!

WAS MIR GEHOLFEN HAT

Flottes Gehen reicht

»Ich war nie besonders sportlich. Und wenn ich sehe, wie andere locker durch die Gegend joggen, denke ich, das kann ich doch sowieso nicht. Daher war ich auch nicht besonders begeistert, als mein Onkologe mir empfahl, regelmäßigen Ausdauersport zu betreiben. Aber er meinte, man müsse keine Höchstleistungen erbringen, sondern solle im Gegenteil nur so trainieren, dass man sich wohl fühle, ohne aus der Puste zu kommen. Ich bin zu Anfang wirklich nur eine Viertelstunde spazieren gegangen und habe mich dann auf eine Bank an einen See ganz in der Nähe gesetzt. Ich habe die Dauer langsam ausgedehnt, so wie es eben ging. Mittlerweile kann ich eine Stunde relativ zügig marschieren und bin richtig stolz auf mich. Ich mache das jetzt auch bei jedem Wetter. Und ich merke, dass es mir guttut.«

Ernährung: Damit Ihr Körper und vor allem Ihr Immunsystem die Krebstherapie bzw. deren Folgen besser überstehen, ist eine ausgewogene Ernährung wichtig: Dazu gehören reichlich Obst, Gemüse und Getreide, die den Körper mit lebensnotwendigen Vitaminen, Spurenelementen, Ballaststoffen und Antioxidanzien versorgen, welche die Abwehrbereitschaft steigern. Machen Sie es sich beispielsweise zur Gewohnheit, jeden Tag ein Glas (200 ml) roten Saft – wie Tomaten- oder Traubensaft – zu trinken.

SO GEHT'S

Eberraute-Tee-Kur

Die Eberraute *(Artemisia abrotanum)* gehört zur Familie der Wermutpflanzen und ist ein Strauchgewächs. Sie ist ein pflanzliches Heilmittel der »Eifelmedizin« und wird traditionell (erfahrungsheilkundlich) angewendet zur Vorbeugung und Therapie von Infektionen, insbesondere mit viralen Erregern wie *Herpes simplex*. Laboruntersuchungen und klinische Studien belegen die abwehrsteigernde Wirksamkeit von Eberraute-Tee.

Sie können Ihre Abwehr mit einer Eberraute-Tee-Anwendung stärken: Trinken Sie über drei Tage jeweils morgens und abends eine Tasse. Die restliche Woche pausieren Sie. In der nächsten Woche trinken Sie wieder über drei Tage den Tee usw. Bereiten Sie ihn zu, indem Sie einen kleinen Teelöffel Eberraute-Tee in ein Teesieb geben, mit kochendem Wasser übergießen und fünf Minuten ziehen lassen. Bei Bedarf süßen Sie den Tee ein wenig mit (Kandis) Zucker. Kostengünstigen und qualitätsgeprüften Eberraute-Tee aus biologischem Anbau erhalten Sie in der Apotheke (PharmaZentralNummer/PZN: 4088925). Eberraute-Tee aus dem osteuropäischen bzw. nichteuropäischen Ausland erfüllt dagegen meist nicht die deutschen Qualitätsanforderungen und kann gesundheitsgefährdende Verunreinigungen enthalten.

Geben Sie dem Eberraute-Tee bitte keine Säure zu – z.B. Zitronensaft –, da ansonsten eiweißhaltige Bestandteile zerstört bzw. Wirkkomponenten in der Struktur verändert werden und nicht aufgenommen werden können.

Trinken: Achten Sie unbedingt auch auf eine ausreichende Flüssigkeitsaufnahme (optimal 2–3 Liter pro Tag), vorzugsweise kohlensäurefreies Mineralwasser, Früchtetees oder Apfelsaftschorle (Mixgetränk, je zur Hälfte Apfelsaft und Mineralwasser).

Entspannung: Um gesund zu bleiben, braucht der Körper Zeiten der Ruhe. Stressfreie Phasen aktivieren das Abwehrsystem; Schlafmangel und Dauerstress hingegen führen zur Abwehrschwäche. Autogenes Training und andere Entspannungstechniken (u. a. Tai Chi, Yoga, Kunst- und Tanztherapie) helfen gegen innere Unruhe und negatives Denken.

Sauna oder Wechselbäder: Kneipp'sche Anwendungen (warme/kalte Wechselbäder, Duschen, Wassertreten) sowie Saunaanwendungen (zunächst Saunatauglichkeit prüfen und schonend beginnen, um das Herz-Kreislauf- und Gefäß-System nicht zu überfordern!) aktivieren das Immunsystem und fördern darüber hinaus die psychische Stabilisierung.

Vitamin C: Trinken Sie regelmäßig ein Glas heiße Zitrone. Das Vitamin C des Zitronensaftes wirkt antioxidativ, das heißt, es neutralisiert aggressive Sauerstoffmoleküle, die sogenannten freien Radikale, und wirkt abwehrsteigernd. Entsaften Sie dazu eine Zitrone und geben den Saft in ein Glas (0,2 Liter) heißes Wasser (ca. 60°, um die Bestandteile nicht zu zerstören), verrühren und trinken. Gegebenenfalls mit etwas Honig oder Zucker süßen.

Zink und Selen: Gut dokumentiert ist die abwehrsteigernde Wirkung von Zink und Selen, zweier lebensnotwendiger

TIPP

Richtig Saunieren

Regelmäßige Saunabesuche stärken die Gesundheit, denn der Wechsel zwischen Hitze und Abkühlung trainiert das Herz-Kreislauf-System, aktiviert das Abwehrsystem und den Stoffwechsel und mindert den Alltagsstress. Dies gilt selbstverständlich auch für Krebspatientinnen und Krebspatienten nach abgeschlossener Akuttherapie (Operation, Chemo- und Strahlentherapie).

Achtung:
Kein Saunabesuch während der akuten Therapie! Es besteht erhöhte Infektionsgefahr. Zudem können vereinzelte Chemotherapien Herz-Kreislauf-Funktionen beeinträchtigen.
Nach abgeschlossener Behandlung (ca. 10–12 Wochen nach Beendigung der akuten Therapie) muss jedoch kein Krebspatient auf das »Wohlfühlbad« verzichten. Klären Sie aber immer mit Ihrem Arzt ab, ob ein Saunabesuch für Sie individuell unbedenklich ist! Damit Ihr Saunabesuch zum Wohlbefinden beiträgt, sollten Sie beachten:

▌ die ersten Saunagänge bei Temperaturen von 50–70 °C (optimal ca. 2–3 Minuten, zunächst die unteren Bänke benutzen, da es dort am kühlsten ist) oder in einer Dampfsauna
▌ angemessene Pausen einlegen (optimal nach jedem Saunabesuch etwa 30 Minuten)
▌ bei regelmäßigen Saunabesuchen können die Tempera-

tur (optimal nicht über 80 °C) und die Dauer (optimal ca. 15 Minuten) langsam gesteigert werden
- eine angemessene Abkühlung (sollte gleichmäßig und nicht zu plötzlich erfolgen und an Armen und Beinen beginnen) ist gesundheitsfördernd, auch für den Arm der an Brustkrebs operierten Seite
- auch bei Dauertherapien (z. B. Hormontherapie, Antikörpertherapien) sind Saunabesuche erlaubt
- bei Kombinationstherapien (z. B. Chemo- und Antikörpertherapie) sollten vor dem ersten Saunabesuch (danach in regelmäßigen Abständen, optimal alle drei Monate) Herz- und Kreislauffunktionen überprüft werden

Sauna bei Lymphödem nach Brustkrebsbehandlung
Generell ist ein Saunabesuch (unter Beachtung der genannten Vorsichtsmaßnahmen) auch mit Lymphödem nach Brustkrebsbehandlung möglich. Bei auftretenden Schwellungen (z. B. im Arm), Schmerzen oder Schwindel sollte der Saunagang sofort abgebrochen werden! Der betroffene Arm sollte ausgestreckt, hochgelegt und gekühlt werden, und gegebenenfalls sollte ein Kompressionsstrumpf angelegt werden!

(essenzieller) Spurenelemente. Sowohl Zink- als auch Selenmangel kann die körpereigene Abwehrbereitschaft schwächen. Steuern Sie mit gezielter Ernährung oder entsprechenden Nahrungsergänzungsmitteln gegen. Haferflocken, Fisch und Fleisch enthalten viel Zink; Fisch, Fleisch, Sesam, Vollkorn und insbesondere Paranüsse enthalten viel Selen. Sie sollten jedoch nicht mehr als 1–2 Paranüsse pro Woche essen, da sie äußerst kalorienreich sind und als Fruchtspeicherorgane nicht nur Selen aus dem Boden anreichern, sondern auch unerwünschte Verunreinigungen aus dem Boden ansammeln können. Essen Sie daher vorzugsweise Paranüsse aus dem Reformhaus bzw. mit Bio-Gütesiegel. Nüsse können ebenfalls mit Schimmelpilzgiften belastet sein.

Deutsche und internationale Fachgesellschaften empfehlen 10–20 mg Zink/Tag und 50–100 μg Selen/Tag, die über eine ausgewogene Ernährung problemlos aufgenommen werden können. Während der Chemo- und Strahlentherapie ist eine Dosierung von 300 μg Selen/Tag (optimal als Natriumselenit, das im Organismus sofort verfügbar und reaktionsbereit ist) empfehlenswert.

Kolostrum-Extrakt: Kolostrum (Kuhmilch, die in den ersten 72 Stunden nach der Geburt von Kälbern produziert wird) hat einen hohen Gehalt an Vitalstoffen. Kolostrum zeichnet sich durch ein optimales Profil der enthaltenen Vitamine, Mineralien, Spurenelemente, Aminosäuren, Immunglobuline und Wachstumsfaktoren aus.

Aufgrund seiner antioxidativen Wirkung ist Kolostrum-Extrakt (als LacVital, LacRepar oder Repalac erhältlich) in der Lage, gesundheitsschädliche Sauerstoffverbindungen (freie Radikale) zu neutralisieren. Es steigert die Aktivität bestimmter Immunzellen (Fresszellen), geht mit erhöhter körpereigener Abwehrbereitschaft einher und könnte klinisch relevant sein, um Infektionen zu verhindern bzw. zu bekämp-

Kaufen Sie in der Apotheke

Sie erhalten fast alle in diesem Buch beschriebenen Arznei- oder Heilmittel in deutschen Apotheken. (Falls das einmal nicht der Fall ist, wird gesondert darauf hingewiesen.) Da deutsche Apotheken – einschließlich der deutschen Internetapotheken – behördlich auferlegte Qualitätsstandards erfüllen, insbesondere bezüglich biologischer und pharmazeutischer Qualität der Arznei- und Heilmittel, sollten Sie ausschließlich dort kaufen. Ausdrücklich zu warnen ist vor dem Kauf von preisreduzierten Medikamenten über Internetvertreiber bzw. über Apotheken aus Ländern, die nicht der EU angehören!

fen. Studien im (Leistungs-)Sport zeigen, dass Kolostrum Extrakt die Erholungsphase während der Wettkämpfe verkürzt und den Muskelaufbau fördert (durch den enthaltenen Wachstumsfaktor Insulin-like growth factor (IGF).

Optimale Dosierung: zweimal täglich 10 ml (1 Messbecher) bzw. zwei Kapseln.

Probiotika: Probiotika (Bakterien bzw. Bakterienprodukte) aktivieren über das Immunsystem der Schleimhäute den gesamten Organismus. Sie sind in Joghurt bzw. Sauermilchprodukten enthalten, deren Verzehr empfehlenswert ist. Probiotika gibt es auch als Arzneimittel (z. B. Symbiolact, Symbioflor, Mutaflor, Omniflor). Diese Präparate sollten nur auf ärztliche Anordnung eingenommen werden.

ACHTUNG

Bei bösartigen systemischen Erkrankungen (u. a. Lymphomen, Leukämien) sowie bei allen Autoimmunerkrankungen (z. B. Hashimoto-Thyreoiditis, rheumatoide Arthritis, Morbus Crohn, Morbus Bechterew, Lupus erythematodes) sollte eine Misteltherapie nicht erfolgen, da kontrollierte Studien zur Unbedenklichkeit und Wirksamkeit bislang fehlen.

Darüber hinaus gibt es diverse, zum Teil sehr teure Heilmittel oder Therapieverfahren, die werbewirksam zur Stärkung des Immunsystems angeboten werden, deren Wirksamkeit oder Unbedenklichkeit bisher aber noch nicht nachgewiesen wurde. Dazu gehören: Eleuterococcus (Taigawurzel), Echinacea (Sonnenhut), Thuja (Lebensbaum), Schüßler-Salze, Vitamin-/Spurenelementpräparate (sogenannte Mikronährstoffe oder Orthomolekulare Medizin), Eigenbluttherapie, Heilfasten, Colon-Hydro-Therapie (Darmspülung), Bioresonanztherapie, Frischzell- bzw. Organotherapien (Thymus, Leber, Milz).

Misteltherapie: Die Misteltherapie ist eine unbedenklichkeits- und wirksamkeitsgeprüfte komplementärmedizinische Maßnahme, die u. a. ein geschwächtes Abwehrsystem normalisieren kann. Der gemeinsame Bundesausschuss (GemBA) hat definiert, wann eine Misteltherapie angezeigt ist und von den gesetzlichen Krankenkassen erstattet wird, z. B. zur Verbesserung der Lebensqualität bei fortgeschrittenen Krebsleiden (sogenannte phytotherapeutische Misteltherapie) bzw. bei nachgewiesener Krebserkrankung (sogenannte anthroposophische Misteltherapie). Die Mistelpräparate werden unter die Haut (subkutan) gespritzt. Wenden Sie sich an einen therapieerfahrenen Arzt, der die Anwendung anordnet und überwacht.

A

Akne

Die für Akne typischen Hauterscheinungen (Pickel, Pusteln, Papeln, Furunkel mit nachfolgender Narbenbildung) entstehen aufgrund von Entzündungen (Hauptverursacher ist das Bakterium *Propionibacterium acnes*) der Talgdrüsen der Haut.

Verschiedene Medikamente der Krebstherapie (z.B. Kortison, Aromatasehemmer und Östrogenrezeptorblocker) und die Strahlentherapie (z.B. radiogene Akne) können mit akneähnlichen Hauterscheinungen einhergehen, insbesondere die sogenannten EGFR-Hemmer. Dies sind moderne Krebsmedikamente, die gezielt gegen Moleküle wirken, die die Krebsentstehung und das Krebswachstum fördern. Die Moleküle heißen: epidermale Wachstumsfaktorrezeptoren (englisch: epidermal growth factor receptor; abgekürzt: EGFR) und Krebsmedikamente, die sie hemmen, werden daher EGFR-Hemmer oder EGFR-Inhibitoren genannt (z.B. Tarceva, Iressa, Erbitux). EGFR-Hemmer können typische

> **ACHTUNG**
>
> Akne-Pickel, -Pusteln oder -Furunkel sollten nur durch medizinisch geschultes Personal und nur in Ausnahmefällen »ausgedrückt« werden! Bei falscher Durchführung können größere Wunden, Abszesse, Infektionen sowie Narbenbildung die Folge sein.

Nebenwirkungen an der Haut hervorrufen, z. B. Akne. Da EGFR u. a. auch in Hautzellen vorkommen, führt eine Therapie mit EGFR-Hemmern bei ca. 75 % der behandelten Patienten zu akneähnlichen Hautveränderungen. Durch vorbeugende Maßnahmen (insbesondere Hautpflege) kann die Entstehung der typischen Hautveränderungen nicht verhindert, aber deutlich abgeschwächt werden.

Therapie

Bei der Entwicklung von Akne unter modernen Krebstherapien wird Ihr Arzt (Onkologe) Ihnen zur lokalen Anwendung eine Antibiotikumsalbe (Erythromycin oder Clindamycin) oder eine Zinksalbe, die antiseptisches Zinkoxid enthält, verordnen. Bei schwereren Verlaufsformen könnten auch Antibiotikagaben (gegen die entzündungsauslösenden Bakterien) bzw. andere medikamentöse Therapien (u. a. Isotretionin) nötig sein.

So hilft Ihnen die Komplementärmedizin

Hautpflege: Reinigen Sie die Haut täglich mit Wasser, allenfalls mit milden, fettlösenden Waschmitteln (z. B. Syndet) und seifenfreien Lotionen. Vitamin-A-Säuren können hilfreich sein, um die Ausführungsgänge der Talgdrüsen freizumachen. Am besten für die Haut wäre, gänzlich auf Make-up zu verzichten oder zumindest ausschließlich fettfreies Makeup zu benutzen.

Zahnpasta dagegen ist kein empfehlenswertes Mittel gegen Aknepusteln oder Pickel. Auch wenn diese Anwendungsform

---

SO GEHT'S

Gesichtsdampfbad

Ein Gesichtsdampfbad pro Tag (optimal am Abend vor der Nachtruhe) öffnet die Poren und Talgdrüsen und sorgt damit für den Abfluss von Talg und Eiter. Es reinigt und desinfiziert die Haut. Füllen Sie dazu ungefähr 1 Liter kochendes Wasser in eine Schüssel und geben einen Teelöffel Kochsalz oder »Akne Dampfbad« (erhältlich in der Apotheke) hinzu. Halten Sie den Kopf in den aufsteigenden Dampf und decken mit einem Handtuch Kopf und Schüssel ab. Beenden Sie nach 10 Minuten das Dampfbad mit einer Gesichtswäsche mit kaltem Wasser.

---

von Zahnpasta zuweilen als »alternativmedizinisch empfehlenswert« erklärt wird, geht sie mit erheblichen Risiken einher (z. B. Entzündung, Ausbreitung, Narbenbildung), ohne dass ein therapeutischer Effekt nachgewiesen wäre.

Ernährung: Versuchen Sie, Ihre Ernährung zu optimieren, indem Sie fettarme und vitamin- sowie spurenelementreiche Nahrungsmittel bevorzugen, wie Obst, Gemüse, Getreide. Rotes Obst und Gemüse (sowie deren Säfte) sind sehr empfehlenswert, da sie besonders reich an Antioxidanzien sind. Gemieden werden sollten insbesondere Nikotin, Alkohol und Kaffee sowie Wurst, Fleisch, Industriezucker (auch als Limonade bzw. Schokolade) und frittierte Speisen.

Lichttherapie: Eine Therapie mit kontrollierter UV-Bestrahlung kann hilfreich sein. Die Haut wird mit einer Dosis knapp unterhalb der Rötungsschwelle bestrahlt. UV-Licht-Überdosierung dagegen kann zum Aufblühen von Akne führen (Mallorca-Akne).

Natriumselenit: Sie können das in Trinkampullen erhältliche Natriumselenit (z. B. Cefasel, selenase, selen-loges, Seltrans) mehrmals täglich mit einem Wattetupfer auf Pusteln und Pickel geben. Die antioxidative Wirkung des Selens hemmt den Entzündungsprozess und trägt zum schnelleren Abheilen der Hautunreinheiten bei.

Zink: Durch Zinkmangel ausgelöste Abwehrschwäche kann Aknehautentzündungen begünstigen bzw. aufrechterhalten. Eine tägliche Zinkgabe (z. B. Zinkorotat, Zinkotase, Zink-ratiopharm) von 10–20 mg aktiviert Abwehrzellen (sogenannte Granulozyten), die für die Abwehr von Bakterien notwendig sind.

Teebaumöl: Lokal angewendet kann es als sanft wirkendes Öl die Heilung von Hautunreinheiten beschleunigen. Es ist u. a. antibakteriell wirksam und durchblutungsfördernd, sollte 2–3-mal täglich als reines Teebaumöl oder als 5 %-Lösung (enthält 1 Teil Öl und 20 Teile Wasser) auf die betroffenen Hautstellen gegeben werden.

A

Allergie

Eine Allergie ist eine überschießende Reaktion des Abwehrsystems auf körperfremde Substanzen, sogenannte Allergene. Meist sind dies Eiweißbestandteile von Pflanzen (z. B. Pollen), Tieren (z. B. Haare, Speichel oder Kot) sowie bestimmten Nahrungsmitteln (z. B. Laktose, Hühner- bzw. Milcheiweiß) etc.

Auch Medikamente (z. B. Zytostatika, Hormonrezeptorblocker und Hormonsynthesehemmer, Antikörper, Antibiotika) sowie Strahlenbehandlungen können allergieauslösend wirken. Allergisierungsgefahr geht insbesondere auch von komplementärmedizinischen Arznei- oder Heilmitteln pflanzlicher und tierischer Herkunft aus. Betroffen sind meist Haut und Schleimhäute, Lunge und Magen-Darm-Trakt; die Symptomatik umfasst Rötung, Schuppung, Juckreiz, Wassereinlagerung (Ödembildung) von Haut und Schleimhäuten, Übelkeit, Erbrechen, Blähungen, Durchfall sowie Atemnot. Therapieassoziierte Allergien sind nicht vorhersehbar, allerdings gibt es Medikamentengruppen, die besonders allergisierend wirken, z. B. Antikörper und EGFR-Hemmer (Hemmer von Wachstumsfaktoren für Krebszellen, siehe auch S. 34).

Da Allergien durch überschießende Immunreaktionen ausgelöst werden, lindern abwehrschwächende Krebstherapien (z. B. Chemo-, Kortison- und Strahlentherapie) meist die Symptomatik; das heißt, unter der Krebstherapie geht die Neurodermitis, das allergische Asthma oder die Nahrungs-

SO GEHT'S

Beugen Sie vor

▌ Vermeiden Sie den Kontakt mit den Allergenen!

▌ Lüften Sie, wenn der Pollenflug gering ist: in der Stadt morgens; auf dem Land abends.

▌ Gehen Sie nach Regengüssen ins Freie. Pollen und Gräserallergene liegen dann am Boden.

▌ Jeden Abend duschen und Haare waschen, damit Sie die Pollen nicht mit ins Bett nehmen.

mittelunverträglichkeit eher zurück, als dass sie stärker wird. Demzufolge sind zusätzliche Gaben von z. B. Antihistaminika oder Kortison bei bekannten Erkrankungen des allergischen Formenkreises unter Krebsstandardtherapien nicht nötig. Immuntherapien (z. B. komplementäre Verabreichung von Immunstimulanzien pflanzlicher oder tierischer Herkunft) hingegen können allergische Schübe auslösen oder verstärken und sind bei entsprechender Veranlagung nicht angezeigt!

Therapie

Sollte die Chemo- oder Strahlentherapie bei Ihnen zu Erkrankungen des allergischen Formenkreises führen, hängt die ärztliche Behandlung von Schweregrad, Verlaufsform und betroffenem Organ ab und umfasst lokale Anwendungen (z. B. Aerosole für die Lunge; Salben und Lotionen für die Haut) sowie systemisch (im ganzen Körper) wirksame Medikationen (z. B. Antihistaminika, Kortison).

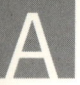

»Eberraute-Tee linderte meine Allergie-beschwerden«

»Nach einer Darmkrebstherapie (Operation und adjuvante Chemotherapie) entwickelte sich in den nachfolgenden Jahren eine zunehmende Allergie gegen Gräser und Pollen, die in den Frühjahren meine Lebensqualität einschränkte. Insbesondere machten mir tränende, juckende und verquollene Augen, laufende Nase und Niesattacken zu schaffen, die mit einer Antriebslosigkeit und Schlappheit einhergingen. Mein Hausarzt verschrieb im Laufe der Jahre verschiedene Medikamente (z. B. Antihistaminika, Kortison, als Nasencreme oder in Tablettenform), ohne anhaltenden Erfolg. Da ich als wissenschaftlicher Mitarbeiter einer biologischen Arbeitsgruppe Zugang zur aktuellen Literatur hatte, habe ich mich auf die Suche nach einer Therapiemöglichkeit gemacht. Dabei fielen mir relativ neue Forschungsdaten zur antiallergischen Aktivität pflanzlicher Komponenten aus *Artemisia abrotanum* (Eberraute) auf. Weitere Nachforschungen ergaben dann vielversprechende klinische Hinweise auf die Wirksamkeit von Eberraute-Tee, und ich besorgte diesen über meine Apotheke. Ich habe in den kommenden Frühjahren regelmäßig Eberraute-Tee getrunken (2 Tassen pro Tag; während der allergenbelasteten Zeit) und bin von den ehemals quälenden Symptomen nahezu vollkommen verschont geblieben.«

So hilft Ihnen die Komplementärmedizin

Kolostrum-Extrakt: Kolostrum (siehe S. 30) enthält u. a. ein Eiweiß (Prolin Rich Protein, abgekürzt PRP), das die Zellmembranen von Mastzellen stabilisiert und die Freisetzung des allergieauslösenden Histamins (immunologischer Botenstoff) blockiert. PRP kann als Einzelsubstanz aus Kolostrum-Extrakt isoliert werden und wird derzeit in Studien getestet, um bei Wirksamkeit als Arzneimittel angewandt zu werden. Aus naturheilkundlicher Sicht ist auch das in den Kolostrum-Extrakten LacVital, LacRepar oder Repalac enthaltene PRP eine wirksame antiallergische Komponente, die bei regelmäßiger Anwendung die entsprechende Symptomatik deutlich bessern kann.

Optimale Dosierung: LacVital, LacRepar oder Repalac: zweimal täglich 10 ml (= 1 Messbecher) bzw. 2 Kapseln.

Eberraute-Tee: Die Eberraute enthält u. a. Pflanzenbestandteile, die Zellmembranen von Mastzellen stabilisieren und die Freisetzung des allergieauslösenden Histamins blockieren können. In der Literatur ist diese Wirkung der Eberraute gut belegt und hat zur Suche nach weiteren wirksamkeitsbestimmenden (z. B. antiviralen, krebszellwachstumshemmenden, abwehrsteigernden) Komponenten der Pflanze geführt. Trinken Sie morgens und abends eine Tasse. (Zur Zubereitung und Herkunft des Eberraute-Tees siehe S. 26.)

Allergie

INFO

▪ Deutsche Gesellschaft für Allergologie und klinische Immunologie: www.dgaki.de

▪ Deutscher Allergie- und Asthmabund: www.daab.de

▪ Ärzteverband Deutscher Allergologen e. V. (ÄDA): www.aeda.de

Analfissur

Analfissuren sind Einrisse der oberflächlichen Schleimhaut des Analkanals. Sie werden zuweilen auch »Afterriss« oder »Geschwür (Ulkus)« genannt. Analfissuren entstehen meist durch mechanische Einflüsse, z. B. harten Stuhl oder verstärkten Schließmuskeldruck, und können durch Hämorrhoiden oder anhaltenden Durchfall begünstigt werden. Analfissuren neigen zu Entzündungen. Dies führt zur Anspannung des Schließmuskels, wodurch es zum weiteren Einriss der Schleimhaut kommt. Analfissuren können zu Folgekrankheiten führen (z. B. Abszesse, Fisteln) und können auch nach dem Abheilen erneut einreißen.

Analfissuren gehen meist mit ausgeprägten Symptomen, z. B. Schmerzen, besonders beim Stuhlgang, Juckreiz, Blutauflagerung am Kot, einher. Durch die Schmerzen wird der Stuhl zurückgehalten, was zu Verstopfung führt. Auch Medikamente der Krebsstandardtherapien können die Darmtätigkeit beeinflussen, zu Verstopfung führen und so die Entstehung von Analfissuren begünstigen, z. B. Zytostatika, Antihormone, Antikörper, Schmerzmittel. Prinzipiell können alle diese Substanzgruppen die Darmtätigkeit beeinflussen und so die Entstehung von Analfissuren begünstigen.

Therapie

Nicht operative (konservative) Behandlungsansätze umfassen u. a. schmerzlindernde Salben oder Zäpfchen, die Ihnen Ihr Arzt verschreibt, mechanische Aufdehnungsverfahren zur Entlastung des Afterschließmuskels sowie Ernährungsoptimierung, Analhygiene und Anwendung von Sitzbädern zur Entspannung des Schließmuskels, die unten beschrieben werden. Bei Erfolglosigkeit der konservativen Verfahren ist oft eine Operation notwendig, z. B. Ausschneidung der entzündlichen Analfissur, bei Bedarf kombiniert mit Schließmuskelerweiterung.

So hilft Ihnen die Komplementärmedizin

Da akute Analfissuren meist ohne Operation abheilen, sollten Sie die konservativen Behandlungsansätze konsequent nutzen:

Analhygiene: Reinigen Sie den After nach jedem Stuhlgang mit fließendem lauwarmem Wasser.

Sitzbäder: Um den Schließmuskel zu entspannen, können Sie mehrmals täglich Sitzbäder mit lauwarmem Wasser (10–20 Minuten) durchführen. Wenn Sie dem Wasser Calendulatee (Ringelblumenblüten), Kamillentee oder Eichenrindentee zufügen, wirkt das zusätzlich hautberuhigend und juckreizstillend. Sie können auch Calendulasalbe auftragen.

Stuhlregulation durch Ernährungsoptimierung: Idealerweise sollte der Stuhl weich, aber geformt sein, also nicht zu hart und auch nicht zu flüssig. Um dieses Ziel zu erreichen, soll-

WAS MIR GEHOLFEN HAT

Sitzbäder mit Eichenrindentee

»Das war mir schon ziemlich peinlich, meinen Onkologen darauf anzusprechen, dass ich auf einmal so Schmerzen beim Stuhlgang hatte, und es hat auch oft so gejuckt. Weil ich das bisher noch nie hatte, war mir schon irgendwie klar, dass das wohl mit der Chemotherapie zusammenhängen muss. Der Onkologe meinte, Verstopfung würde leider eine Nebenwirkung der Zytostatika sein, und empfahl mir, viel zu trinken und viel Obst, Gemüse und Ballaststoffe zu essen, damit der Stuhl nicht zu hart wird. Gegen den Juckreiz sollte ich warme Sitzbäder mit Eichenrindentee machen. Das war tatsächlich sehr angenehm, es juckte nicht mehr so und war auch entspannend.«

ten Sie ausreichend Ballaststoffe zu sich nehmen (enthalten in: Vollkornprodukten, Weizenkleie, Obst und Gemüse etc.) und viel trinken.

Brottrunk: Dieser enthält neben Vitaminen und Spurenelementen auch aktive Fermente, sogenannte Enzyme (siehe Darmentzündung, S. 92). Durch die Enzymaktivität kann harter Stuhl aufgeweicht werden, wodurch Verstopfungen gelindert und Analfissuren verhindert werden können.

A

Angstzustände

Angst vor konkreten Bedrohungen ist eine natürliche Schutzfunktion. Behandlungsbedürftig wird Angst, wenn sie Handlungsfähigkeit und Lebensfreude auf Dauer einschränkt. Die Diagnose »Krebs« trifft Menschen meist völlig unerwartet und versetzt sie in Angst. Im Moment der Diagnose (sowie im Verlauf der Therapie und Nachsorge) wird der Glaube an die eigene Gesundheit zerstört, und es tauchen Schreckensvisionen und viele beängstigende Fragen auf. Die Angst wird oft zum ständigen Begleiter der nachfolgenden diagnostischen und therapeutischen Maßnahmen.

Verstärkt werden Angstzustände durch unsachliche Berichterstattungen in den Medien oder durch Erfahrungen mit Krebserkrankten im eigenen Umfeld. Insbesondere ungünstige Krankheitsverläufe prägen die eigenen Erwartungen, auch bei nicht vergleichbaren Erkrankungsarten, Erkrankungsstadien bzw. Therapieansätzen.

Krebspatienten durchleben vielfältige Ängste, insbesondere während der Behandlungsphasen, aber auch nach deren Abschluss, z. B. die Angst

- verlassen zu werden,
- minderwertig zu sein,
- nicht alle Therapiemöglichkeiten ausgeschöpft zu haben,
- nicht optimal therapiert zu sein,
- noch Krebszellen im Körper zu haben,

■ dass in Kürze der Krebs zurückkommt,
■ in Zukunft eine Therapie zu verpassen.

Ängste können sich in verschiedenen körperlichen und seelischen Symptomen ausdrücken, z. B. als Herzrasen, Schweißausbrüche, Atemnot, Schwindelgefühle, Magen- und Darmprobleme, Schlafstörungen. Dazu gesellt sich häufig Nervosität, Zittern, Anspannungsgefühl, Gereiztheit, Konzentrationsstörungen oder das Gefühl völliger Erschöpfung (Müdigkeitssyndrom siehe S. 174).

Therapie

Neben einer psychoonkologischen oder psychotherapeutischen Begleitung kann eine medikamentöse Therapie angezeigt sein, z. B. mit Antidepressiva oder angstlösenden (anxiolytischen) Medikamenten. Diese sollte ausschließlich auf ärztliche Anordnung erfolgen.

So hilft Ihnen die Komplementärmedizin

Psychoonkologie: Ängste und depressive Verstimmungen schwächen nahezu alle Körperfunktionen, insbesondere auch das Immunsystem, und können die Heilung erschweren. Eine gezielte therapeutische Begleitung ist deshalb erforderlich. Die Psychoonkologie ist hierbei eine sinnvolle Unterstützung, insbesondere während der Akutphase von der Diagnosestellung bis zum Ende der Standardtherapie (Operation, Chemo- und Strahlentherapie) und auch in der Nachsorge. Psychoonkologische Therapiemaßnahmen sind komplementäre (ergänzende, die Standardtherapie optimierende) Ver-

Übung zur körperlichen Beruhigung

Die folgende Übung (frei nach Jeanne Achterberg, 1996) können Sie durchführen, um von einem Zustand der Übererregtheit in einen Zustand der Ruhe zu gelangen. Am besten sprechen Sie die Übung auf eine Kassette und hören sie mehrmals täglich an. Jedoch keinesfalls während des Autofahrens oder wenn Sie sich auf sonstige Dinge konzentrieren müssen, die Ihre vollständige Aufmerksamkeit verlangen. Das in der Übung erwähnte Adrenalin ist das Hormon, das in unserem Körper Stressreaktionen auslöst.

Atmen Sie einige Male ein und aus und konzentrieren Sie sich auf Ihre Mitte. Reisen Sie nun mit Ihrer entspannten Vorstellung zu den Adrenalin produzierenden Nebennieren, die sich am oberen Ende Ihrer Nieren befinden und wie kleine rosafarbene Hauben aussehen. Sie könnten sich vorstellen, dass jede dieser beiden Drüsen einen Hahn besitzt, ähnlich wie ein Wasserhahn. Dieser Hahn lässt sich auf- und zudrehen, um mehr oder weniger Adrenalin in den Körper fließen zu lassen.
Machen Sie einen tiefen und langsamen Atemstoß und zeigen Sie so Ihrem Körper, dass er sich nun gefahrlos entspannen kann und es für ihn heilsam ist, sich zu entspannen.
Sehen Sie vor Ihrem inneren Auge, wie sich der Adrenalinhahn langsam schließt, ganz langsam, bis der Botenstoff nur noch langsam tropft ... tropf ... tropf ... tropf ... gerade

so, wie er es für einen entspannten Rhythmus benötigt. Spüren Sie, wie sich Ihr Körper erlaubt, ganz langsam zu entspannen, Ihr Atem ruhiger und langsamer wird, während Sie sich weiterhin in einem angenehmen und entspannten Zustand befinden. Sie fühlen, wie die Gesichtsmuskeln weich geworden sind und langsam alle Anspannung verschwindet, während Ihre Hände sich angenehm erwärmen.

Fühlen Sie den Zustand von Ruhe, der durch Ihren Körper fließt, während Sie die Kontrolle über Ihren inneren Raum gewinnen und sich darüber freuen, Ihre Reaktionen auf Ihre Gedanken so fein abstimmen zu können.

Und jedes Mal, wenn Sie diese Reise in Ihren Körper machen, wird es Ihnen gelingen, noch ruhiger und gelassener zu werden. Und wenn Sie mögen, können Sie jederzeit mit der Erinnerung an diesen angenehmen Zustand – ob Sie nun später allein sind oder in Gesellschaft – dieses Gefühl von innerer Ruhe und Kontrolle wieder hervorrufen.

fahren, die für sich allein Krebs den nicht beeinflussen und keinesfalls heilen können. Sie leisten aber einen wesentlichen Beitrag zum Gesundungserfolg und sollten im Rahmen eines ganzheitlichen Behandlungskonzeptes immer in Erwägung gezogen werden.

Eine erforderliche psychoonkologische Begleitung von Krebspatienten wird von den Krankenkassen finanziert. Adressen von Psychoonkologen erfahren Sie u. a. bei den Krankenkassen, bei der Deutschen Krebsgesellschaft, Berlin, sowie der Deutschen Krebshilfe/Dr. Mildred Scheel Stiftung, Bonn, und beim Krebsinformationsdienst des Deutschen Krebsforschungszentrums (DKFZ) in Heidelberg (siehe Adressen, S. 276). Auch ortsansässige Selbsthilfegruppen können eine erste Anlaufstelle sein und bei Bedarf weitervermitteln.

Die psychoonkologische Therapie hilft beispielsweise dabei, eigene Ressourcen und Kraftquellen (wieder) zu entdecken und zu nutzen – sich z. B. an erfolgreich bewältigte Situationen zu erinnern –, gemeinsam mit dem Therapeuten können angstmachende Fragestellungen besprochen oder Therapiemöglichkeiten geplant werden, z. B. was man tun will, wenn der Therapieerfolg ausbleibt, man einen Rückfall erleidet oder die Erkrankung fortschreitet. Zum Teil werden weitere psychoonkologische Verfahren wie Visualisieren nach Simonton, Körperpsychotherapie, Gesprächstherapie oder künstlerische Therapien eingesetzt.

Entspannung: Wenn Sie von Ängsten geplagt werden, helfen Entspannungsmethoden, Stress abzubauen und sich gezielt zu entspannen. Hier gibt es sehr vielfältige Möglichkeiten. Welches Verfahren Ihnen persönlich zusagt, können Sie nur selbst ausprobieren und herausfinden. Für viele Menschen ist körperliche Aktivität und Bewegung in der Natur entspannend und harmonisierend; bei der progressiven Muskelentspannung nach Jacobson werden ebenfalls zunächst Muskeln gezielt angespannt, um danach leichter entspannt zu werden; anderen Menschen hilft es, sich ganz nach innen zu kehren, um zur Ruhe zu kommen, zum Beispiel durch autogenes Training oder Meditation; physiotherapeutische Maßnahmen wie Massagen können ebenfalls entspannend wirken.

Kreatives Schaffen: Sich kreativ auszudrücken und seine Ängste sichtbar zu machen kann sehr befreiend wirken. Probieren Sie aus, welche Ausdrucksform Ihnen liegt: Malen Sie gern? Oder erschaffen und formen Sie lieber etwas mit Ihren Händen? Schreiben Sie Tagebuch? Oder ist es die Musik, bei der Sie Ihren Gefühlen freien Lauf lassen können? Vielleicht ist freies Tanzen eine mögliche Ausdrucksform. Wenn Sie jetzt denken, »das kann ich doch alles nicht, ich bin überhaupt nicht kreativ«, ist das die beste Voraussetzung, um es einfach auszuprobieren – es geht nämlich nicht darum, künstlerisch Wertvolles zu erschaffen, sondern ein Ventil für angestaute Gefühle zu finden. Sorgen Sie gut für sich. Wenn die Ängste sich lösen und aufbrechen, sollten Sie einen Psychotherapeuten oder engen Vertrauten haben, der Sie begleitet und für Sie da ist.

Sich informieren: Informationen einholen über die zutreffende Krebserkrankung (z. B. Brustkrebs, Darmkrebs, Prostatakrebs), über deren Verlauf, Diagnostik, Behandlungsmöglichkeiten, damit verbundene Risiken, Nachsorge und Prognose. Viele Ängste können gemindert werden, wenn eine patientengerechte Information erfolgt ist. Dazu gehört auch, die Ängste und Befürchtungen zu konkretisieren. Wenn eine Angst greifbar wird, lassen sich therapeutische Wege zur Bewältigung finden.

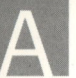

Aphthen

Aphthen sind zum Teil extrem schmerzhafte Entzündungen, die an allen Stellen der Mundschleimhaut sowie in der Speiseröhre auftreten können. Meist sind die entzündlichen Geschwüre von einer weißlich-gelben Flüssigkeit bedeckt. Sie heilen üblicherweise nach 7–14 Tagen spontan ab, behindern in dieser Zeit aber wegen der Schmerzen die Nahrungsaufnahme und das Sprechen.

Krebstherapien, wie Chemo- und Strahlentherapien, schädigen neben den Krebszellen auch andere schnell wachsende Körperzellen (u. a. der Schleimhäute und des Immunsystems). Dies führt vorübergehend zu schmerzhaften Geschwüren sowie zur lokalen Abwehrschwäche in den Schleimhäuten, was als Grundlage für die Ansiedlung von Viren und die Entstehung von Aphthen diskutiert wird.

Therapie

Schmerzstillende und entzündungshemmende Mittel (in schweren Fällen Kortison) werden lokal (Salbe oder Spray) oder als Tabletten verabreicht. Antibakterielle und schmerzstillende Spüllösungen sowie Virostatika (sind verschreibungspflichtig) sollten nur unter ärztlicher Anleitung angewandt werden. Sofort schmerzlindernd wirken Laserbehandlung oder Ätzung, die von HNO- oder Zahnärzten durchgeführt werden.

Kartoffeln meiden

»Während der Chemotherapie hatte ich leider immer wieder Aphthen im Mund, die häufig besonders beim Mittagessen stark schmerzten. Als ich einmal Kartoffelbrei aß, zog sich mein ganzer Mund zusammen. Als ich Professor Beuth darauf ansprach, bestätigte er mir, dass vor allem Kartoffeln bzw. Kartoffelprodukte, wie Püree, bei Kontakt mit Aphthen starke Schmerzen verursachen und man diese Speisen vorsorglich lieber meiden sollte. Das habe ich natürlich auch getan, weil diese Stellen auch ohne Kartoffeln schon unangenehm genug sind.«

So hilft Ihnen die Komplementärmedizin

Mundhygiene: Putzen Sie sich regelmäßig die Zähne mit einer weichen Zahnbürste; säubern Sie die Zahnzwischenräume mit Zahnseide und spülen den Mund mit Kamillen-, Minze- oder Salbeitee bzw. Kamillosan, das wirkt entzündungshemmend und antibakteriell. Zu einer ausgewogenen Ernährung gehören reichlich Obst, Gemüse, Getreide und Ballaststoffe und möglichst wenig oder keine zuckerhaltigen Speisen und Getränke; meiden Sie Alkohol, Nikotin und Koffein. Reduzieren Sie übermäßigen Stress und achten auf ausreichend Entspannung und Erholung.

Myrrhetinktur: Myrrhetinktur (Myrrhe Tinktur Hetterich, Inspirol) wirkt, wenn sie mehrmals täglich lokal mit einem Wattetupfer aufgetragen wird, desinfizierend, adstringierend (zusammenziehend) und schmerzlindernd.

ACHTUNG

Verfahren mit zweifelhaften Unbedenklichkeits- oder Wirksamkeitsnachweisen sind u. a. Darmsanierung, Colon-Hydro-Therapie (Darmspülung), Heilfasten, Akupunktur, Bioresonanz und Homöopathie.

Propolis: Propolis (auch Bienenharz oder Kittharz genannt) ist ein von Honigbienen gesammeltes und verarbeitetes »natürliches Antibiotikum«, das in Apotheken als 10 %ige Propolislösung erhältlich ist. Es wird mehrmals täglich auf die Aphthen aufgetragen und bildet einen lang haftenden, schmerzstillenden Film über die Entzündungsherde.

Lakritze: Die entzündungshemmende Wirkung (insbesondere gegen Herpesviren) der traditionellen Heilpflanze Lakritze hat sich auch in der komplementären (unterstützenden) Behandlung von Aphthen bewährt.

Appetitlosigkeit

Appetitlosigkeit, nachlassender Appetit oder vorzeitiges Sättigungsgefühl sowie Abneigung gegen bestimmte Nahrungsmittel treten bei vielen Krebspatienten vor, während und nach der Therapie auf. Dies führt in vielen Fällen zu einer ungewollten, zum Teil bedrohlichen Gewichtsabnahme, oft bereits vor der Diagnosestellung.

Appetitlosigkeit tritt insbesondere im Rahmen der Krebs-Standardtherapien auf (z. B. während oder nach Operation, Chemo-, Strahlen- oder Schmerztherapien). Chemo- und Strahlentherapien zerstören neben Krebszellen auch andere Körperzellen, z. B. Schleimhautzellen, Abwehrzellen oder Haarwurzelzellen. Dies führt beispielsweise zu Schleimhautschäden im Magen-Darm-Trakt, die mit eingeschränkter Nahrungsaufnahme (Schmerzen beim Essen) und Nahrungsresorption (reduzierte Aufnahme wegen Schleimhautdefekten, Fehlen von Verdauungssäften) einhergeht. Des Weiteren kommt es therapiebedingt zu einer Überlastung des Stoffwechsels (durch Zellabbauprodukte), die zur Appetitlosigkeit beiträgt.

Therapie
Zunächst sollte die Ursache der Appetitlosigkeit aufgeklärt werden (z. B. Übelkeit, Erbrechen, Verstopfung, Durchfall, Geschmacksstörung, Völlegefühl), da dies die Grundlage für eine individuelle Therapie ist.

Der Symptomenkomplex »Appetitlosigkeit bei Krebspatienten« sollte nach Möglichkeit von verschiedenen Fachdisziplinen (interdisziplinär) therapiert werden.

Medikamente: Medikamentöse Therapien gegen die verschiedenen Facetten der Appetitlosigkeit erfolgen standardmäßig.

So hilft Ihnen die Komplementärmedizin
Ernährungstherapie, psychologische oder psychoonkologische Begleitung und Anleitung zu körperlicher Aktivität stehen im Vordergrund. Darüber hinaus gibt es pflanzliche und homöopathische Präparate, die Ihnen helfen könnten.

Ernährungstherapie: Fachbezogen ausgebildete Ernährungsberater stellen individuelle Ernährungsprogramme zusammen, die den Kalorienbedarf sowie den Nährstoffbedarf der Patienten berücksichtigen. Eine Ernährungsberatung ist bei gegebenem Bedarf eine Kassenleistung.

Psychoonkologische Begleitung: Als komplementärmedizinische Therapieoptimierung bei Appetitlosigkeit bieten sich diverse psychoonkologische Maßnahmen an, z. B. Entspannungsübungen, Körperpsychotherapien. Auch die psychoonkologische Betreuung ist eine Kassenleistung.

Körperliche oder kreative Aktivität: Die Anleitung zu körperlicher oder kreativer Aktivität kann dazu beitragen, den Symptomenkomplex der Gewichtsabnahme zu beeinflussen.

WAS MIR GEHOLFEN HAT

Dronabinol-Tropfen

»Ich leide an einem nicht operablen Bauchspeicheldrüsen-krebs, der seit ca. sechs Monaten mit einer Chemothera-pie behandelt wird. Die starken Bauchschmerzen, die in Rücken und Gesäß ausstrahlten, sind durch die Chemo-therapie erträglich geworden. Allerdings traten unter der Chemotherapie verstärkt Übelkeit, Appetitlosigkeit, Geschmacksveränderungen und Erbrechen auf, die zu einem starken Gewichtsverlust führten. Mein Onkologe hat alles Mögliche ausprobiert, aber nichts hat überzeu-gend geholfen. Durch einen Zufall erfuhr ich bei einer Patientenveranstaltung von den Anwendungsgebieten von Dronabinol, dem Wirkstoff aus Cannabis. Da dies genau auf meine Symptomatik zutraf, besprach ich diese Therapie mit meinem betreuenden Onkologen. Er rezep-tierte mir Dronabinol-Tropfen, die in der Apotheke hergestellt wurden und deren Kosten meine Krankenkasse komplett übernahm. Ich begann, täglich zweimal 5 Trop-fen einzunehmen und verspürte nach 3–4 Tagen ein deutliches Nachlassen der Symptomatik, einschließlich der Schmerzen. Ich konnte meine Nahrungsaufnahme langsam steigern und habe, wie gewünscht, Gewicht zugenommen.«

Dronabinol: Diese Komponente des Hanfs kann entsprechend des gut erforschten Wirkungsspektrums eingesetzt werden u. a. als brechreizhemmende (antiemetische), angstlösende (anxiolytische), schmerzhemmende (analgetische) und appe-

SO GEHT'S

Wenn der Appetit fehlt

▮ Suchen Sie die Nahrungsmittel in dieser Zeit nicht danach aus, ob sie gesund sind, sondern danach, ob Sie Lust darauf haben.

▮ Häufige kleinere Mahlzeiten sind erlaubt. Essen Sie immer, wenn ein Hungergefühl auftritt – auch der nächtliche Gang zum Kühlschrank ist erlaubt.

▮ Halten Sie kleine Gerichte (Snacks) bereit, falls Sie plötzlich Appetit bekommen.

▮ Richten Sie die Speisen appetitlich an (»das Auge isst mit«).

▮ »Kaloriensünden« wie Sahne und Butter sind jetzt ausdrücklich erwünscht. Geben Sie beispielsweise ein Stückchen Butter zum gedünsteten Gemüse oder einen Schuss Sahne an die Soße.

▮ Starke Essensgerüche können leicht den Appetit verderben, also vermeiden Sie sie möglichst.

▮ Trinken Sie möglichst nichts vor oder während der Mahlzeit, sonst sind Sie schon vorzeitig satt.

▮ Variieren Sie Umgebung, Zeit und Ort der Mahlzeiten, gehen Sie zum Beispiel auswärts essen, wenn das förderlich für Ihren Appetit ist.

▮ Ablenkung (z. B. essen in Gesellschaft) ist oft hilfreich.

titanregende Substanz. Die Einnahme von Dronabinol erfolgt ausschließlich auf Anweisung des verordnenden Arztes und muss individuell dosiert werden.

Die Wirksamkeit von Dronabinol bei Appetitlosigkeit, Erbrechen und Gewichtsverlust (insbesondere unter bzw. nach Krebsstandardtherapien wie Chemo- und Strahlentherapie) ist in wissenschaftlich fundierten Studien klinisch belegt. Es kann von jedem Arzt über ein Betäubungsmittelrezept verordnet werden; private Krankenversicherungen erstatten die Kosten.

Pflanzliche Hilfen: Zur medikamentösen Therapie der Appetitlosigkeit unterschiedlicher Ursachen gibt es diverse Empfehlungen auf Pflanzenbasis, u. a. Artischockenblätter bzw. -extrakt, Ingwerwurzelstock, Pfefferminzblätter, Enzianwurzel, Schafgarbe, Wermutkraut. Die Kräuter sind einzeln oder als Gemische erhältlich.

Pflanzliche Bitterstoffe, z. B. Baldrianrinde, Zimtrinde, Kardamom, Mariendistel, Enzianwurzel, verursachen einen vermehrten Speichelfluss, verbessern die Produktion von Gallen- und Bauchspeicheldrüsensekreten sowie die Motorik des Magen-Darm-Traktes.

Homöopathie: Bei anhaltender Übelkeit mit Brechreiz haben sich insbesondere die homöopathischen Arzneimittel Ipecacuanha D4–D6 oder *Nux vomica* D4–D6 als lindernd erwiesen.

A

Arthrose (Gelenkbeschwerden)

Arthrose (Gelenkverschleiß) ist eine nicht entzündliche, schmerzhafte und zunehmend funktionsbehindernde Gelenkveränderung, die meist durch Abnutzung entsteht. Arthrosen können in allen Gelenken auftreten, am häufigsten betroffen sind Wirbelsäule, Hüft-, Knie-, Hand- oder Fußgelenke.

Im Gefolge von Krebstherapien – Chemo-, Strahlen- und insbesondere Antihormontherapie – kommt es gehäuft zu arthrotischen Gelenkbeschwerden. Dies wird mit der Funktionseinbuße von Schleimhautzellen in den Gelenken unter den Therapien erklärt, die u. a. für die Freisetzung von »Gelenkschmiere« (Hyaluronsäure) verantwortlich sind. Weil die Gelenkschmiere fehlt, nutzt sich die Knorpelsubstanz zu stark ab, was zunächst zu belastungsabhängigen Schmerzen führt: Vor allem morgens oder zu Beginn einer Bewegung tritt der sogenannte Anlaufschmerz auf. Schreitet die Arthrose weiter fort, schmerzen die Gelenke auch nachts und in Ruhe.

ACHTUNG

Bei folgenden Verfahren wurde bisher nicht ausreichend nachgewiesen, dass sie unbedenklich bzw. bei der Erkrankung überhaupt wirksam sind: Eigenbluttherapie, Schlangengifttherapie, hochdosierte Vitamin-E-Gaben, Einnahme von Teufelskrallenextrakt, Kieselerde oder wilder Hirse, Ernährungstherapie nach Hildegard von Bingen.

Therapie

Medikamentöse Therapien zur Linderung von Arthrosebeschwerden sind u. a. Schmerzmittel, z. B. sogenannte nichtsteroidale Antirheumatika (NSAR), wie Paracetamol, Acetylsalicysäure, Ibuprofen, Diclofenac, oder Schmerzmittel vom Morphintyp, wie Tramal, Valoron N oder Temgesic.

INFO

▌ Deutsche Arthrose-Hilfe: www.arthrose.de

▌ Deutsches Arthrose Forum:
www.deutsches-arthrose-forum.de

▌ Arthrose Selbsthilfe bundesweit:
www.arthroseselbsthilfe.de

Bedarfsabhängige Therapien umfassen u. a. operative Verfahren (von der Gelenkversteifung bis hin zum Gelenkersatz), strahlentherapeutische Ansätze (z. B. Radiosynoviorthese mittels beta-Strahler zur Inaktivierung überaktiver Zellen der Gelenkschleimhaut), Hyaluronsäureinjektion in das betroffene Gelenk, Physiotherapie sowie Krankengymnastik.

So hilft Ihnen die Komplementärmedizin

Ernährungs- bzw. Gewichtsoptimierung, individuell angepasste körperliche Aktivität sowie bedarfsangepasste physiotherapeutische Maßnahmen (z. B. Kühlung, Bewegungs-, Schmerztherapie, Lymphdrainage) sind die Basis weiterer Therapien, u. a.:

TIPP

Equizym MCA – Schutzfilm für die Gelenke

Bei der Behandlung von arthrotischen Gelenksbeschwerden unter bzw. nach Krebsstandardtherapien, insbeson-
dere von antihormonellen Therapien bei Brust- und
Prostatakrebs, hat sich die schleimhautstabilisierende
Wirkung von Equizym MCA als lindernd erwiesen. Es
enthält u. a. *Lens culinaris*-Lektin (Eiweiß aus Linsen), das
die Zellen der Gelenkschleimhaut aktiviert, körpereigene
Eiweiße freizusetzen, die einen Schutzfilm über die
Gelenkschleimhaut legen. Dosierungen von 10–20 mg
Linsenextrakt pro Tag (enthalten in 2–4 Tabletten) reichen
aus, um die Gelenkschleimhaut zu aktivieren.
Das ebenfalls in Equizym MCA enthaltene Natriumselenit
scheint geeignet, als starkes Antioxidans die Arthrose-
therapie durch Linsenlektin zu optimieren. Schmerzhafte
arthrotische Gelenkveränderungen werden auch durch
freie Radikale ausgelöst und aufrechterhalten. Die
entzündungsfördernde Wirkung der freien Radikale in den
Gelenken wird durch Natriumselenit neutralisiert, die
Entzündungsreaktion lässt nach bzw. wird beendet.

Persönliche Erfahrung einer Patientin

»Als ich Ende Juni zur Erhebung des Immunstatus' bei
Ihnen war, plagten mich ziemliche Gelenkschmerzen (u. a.
in beiden Schultergelenken) infolge der Tamoxifeneinnahme (seit Anfang März). Nach der letzten Bestrahlung
am 23. April habe ich die Equizymeinnahme etwa vier
Wochen später eingestellt. Weitere 2–4 Wochen später

wurden die im März einsetzenden Gelenkbeschwerden –
trotz Gymnastik und anderen Sports – immer schlimmer.
Zu diesem Zeitpunkt war ich dann im Juni bei Ihnen und
Sie rieten mir zur erneuten Einnahme von Equizym MCA.
Heute nun meine Rückmeldung zu Ihrer Empfehlung:
Seit dem Start der erneuten Equizymeinnahme sind nun
wieder acht Wochen vergangen, und die Gelenkbeschwer-
den sind stetig weniger geworden.
Zusätzlich zur Equizymeinnahme habe ich zweimal die
Woche Krankengymnastik gemacht und ansonsten – wie
während der ganzen Therapie – viel Sport (Walken,
Gymnastik, Schwimmen und seit vier Wochen sogar
Joggen). Bei endständigen Bewegungen – ohne vorheriges
Aufwärmen – merke ich auch jetzt noch etwas von einer
leichten Trockenheit in den Schultergelenken, aber damit
kann ich jetzt leben. Kein Vergleich mehr mit dem Zustand
vor acht Wochen.
Ich bin mittlerweile davon überzeugt, dass mir das Lektin
aus dem Equizympräparat wirklich hilft. Ansonsten wüsste
ich nicht, ob ich Tamoxifen auf die Dauer hätte einnehmen
können. Aus meiner persönlichen Sicht ist die Kombination
der Tamoxifeneinnahme mit Equizym MCA ein Muss. Das
habe ich vor kurzem bei meinem ersten Nachsorgetermin
an den leitenden Arzt meines betreuenden Brustzentrums
weitergegeben. Er hofft, dass ich irgendwann auch ohne
Equizym auskomme, aber dieses Experiment möchte ich
nicht starten, wo es mir jetzt gut geht. Ich danke Ihnen
vielmals für Ihre wertvolle Empfehlung!«

Hilfe bei Gelenkbeschwerden unter Antihormontherapie
Klinische Untersuchungen deuten auf den Nutzen von
Komplementärmedizin bei Brustkrebspatientinnen hin,
die sich einer adjuvanten Antihormontherapie unterzogen.
129 Patientinnen wurden entsprechend internationaler
Empfehlungen antihormonell behandelt und erhielten für
acht Wochen komplementär eine Spezialkombination
(Equizym MCA) aus Selen, pflanzlichen Enzymen (Bromelain aus Ananas und Papain aus Papaya) und Linsenextrakt. In Prüfbögen wurde die Selbstbeurteilung von
häufig auftretenden Nebenwirkungen der Antihormontherapie (Gelenkbeschwerden und Schleimhauttrockenheit)
anhand einer Punkteskala erfasst. Die Auswertung der
Daten erfolgte durch das Institut für Biometrie der
Medizinischen Hochschule Hannover vor sowie nach
4- und 8-wöchiger komplementärer Begleittherapie zur
Antihormontherapie. Die Ausprägung der untersuchten
Nebenwirkungen arthrotische Gelenkbeschwerden und
Schleimhauttrockenheit besserte sich deutlich und war
statistisch signifikant.

Akupunktur: Mehrere Studien haben einen positiven Effekt
der Akupunktur auf Schmerzsymptome aufgezeigt. Dies hat
dazu geführt, dass diese Therapieform bei der Indikation
»Schmerz u. a. Gelenkschmerz« in das Leistungsspektrum der
gesetzlichen Krankenkassen übernommen wurde, d. h. erstattet wird. Hinterfragen Sie immer die Expertise (Ausbildung
und Erfahrung) des Akupunkteurs! Zuweilen spiegeln Aus-

bildungszertifikate nicht den tatsächlichen Kenntnisstand wider. (Dem Zertifikat sollte eine mindestens 200-stündige Weiterbildung zugrunde liegen, weitere Informationen finden Sie bei der Deutschen Gesellschaft für Akupunktur e. V. [www.dgfa.de] und der Deutschen Ärztegesellschaft für Akupunktur e. V. [www.dägfa.de].)

Hilfe bei arthrotischen Gelenkbeschwerden unter Chemo-/Strahlentherapie

Klinische Untersuchungen belegen den Nutzen der komplementärmedizinischen Anwendung einer Spezialkombination (Equizym MCA) aus Selen, pflanzlichen Enzymen (Bromelain aus Ananas und Papain aus Papaya) und Linsenextrakt bei Brustkrebspatientinnen, die sich einer adjuvanten Chemo- und Strahlentherapie unterzogen. Die Patientinnen wurden in zertifizierten Brustzentren gemäß Leitlinie behandelt. Patientinnen der Studiengruppe erhielten zusätzlich die erwähnte komplementärmedizinische Spezialkombination.

Die Verträglichkeit der Chemo- und Strahlentherapie war in der Studiengruppe signifikant besser als in der Kontrollgruppe. Die verbesserte Verträglichkeit der Therapie war die Folge von verminderten Nebenwirkungen, u. a. arthrotischer Gelenkbeschwerden. Es wurden keine unerwünschten Nebenwirkungen der komplementärmedizinischen Behandlung beobachtet.

Wann ist Equizym MCA hilfreich?

Das Gemisch aus Linseneiweiß (Lektin), Enzymen aus Ananas und Papaya sowie Natriumselenit (Equizym MCA) ist ein komplementärmedizinisches Heilmittel, das bei bestimmten krebstherapiebedingten Beschwerden eingesetzt werden kann. Die in Equizym MCA enthaltenen Substanzen wurden in Studien getestet. Sie verstärken nachweislich den Therapieeffekt von Chemo- und Strahlentherapie (Natriumselenit) bzw. reduzieren deren Nebenwirkungen (Enzyme; Lektin), wenn sie begleitend zur Chemo- und Strahlentherapie eingenommen werden. Neben der Wirksamkeit der vier Substanzen wurde auch deren Unbedenklichkeit während einer Chemo- und Strahlentherapie nachgewiesen.

Nehmen Sie die erforderliche Tablettenanzahl, die bei Ihren Beschwerden empfohlen wird (siehe Tabelle), auf einmal ein. Eine Stunde vor und eine Stunde nach der Einnahme sollten Sie nichts essen und keine Vitamin-C-haltigen Speisen oder Getränke zu sich nehmen.

Welche Substanzen enthält Equizym MCA?

Substanz	enthaltene Menge	Herkunft	Wirkung
Lektin	5 mg/Tablette	Lektin aus *Lens culinaris* (Linse)	Lektin (aus *Lens culinaris*) stabilisiert das in der Schleimhaut ansässige Immunsystem und reaktiviert die Flüssigkeitssekretion.
Natriumselenit	75 µg/ Tablette		Natriumselenit ist ein Antioxidans (neutralisiert freie Radikale), wirkt entzündungshemmend, abschwellend und verstärkt die Wirksamkeit von Chemo- und Strahlentherapien.
Bromelain	100 mg/ Tablette; entspricht 500 eiweißspaltenden Einheiten	eiweißspaltendes Enzym aus der Ananas	entzündungshemmende und abschwellende Wirkung
Papain	100 mg/ Tablette; entspricht 500 eiweißspaltenden Einheiten	eiweißspaltendes Enzym aus der Papaya	entzündungshemmende und abschwellende Wirkung

Wann ist Equizym MCA hilfreich?

Beschwerden und Dosierungen

arthrotische Gelenksbeschwerden (siehe S. 60)

Erbrechen und Übelkeit (siehe S. 105)

akute Darmentzündungen (siehe S. 90)

Lymphödem (siehe S. 163) und Mastopathie (siehe S. 168)

Narben

Die Kosten betragen bei der empfehlenswerten Dosierung (3–4 Tabletten pro Tag) ca. 0,75–1,00 € pro Tag.

Die in Equizym MCA enthaltenen Komponenten Natriumselenit und Bromelain sind auch als Einzelsubstanzen verfügbar (Natriumselenit z. B. Cefasel, selenase, selen-loges, Seltrans; Bromelain z. B. Bromelain-POS, Mucozym). Im Preis-Leistungs-Verhältnis ist Equizym MCA allerdings überlegen und enthält zudem weitere Wirkkomponenten, z. B. Papain und Linsenlektin.

TIPP: Eine Weiterentwicklung von Equizym MCA mit der doppelten Menge an bewährten Inhaltsstoffen ist unter dem Namen Equinovo in Apotheken verfügbar (PZN: 8820547 bzw. 8820553).

Die kleinere, gut schluckbare Tablettenform und die innovative Galenik erleichtert die Einnahme der optimalen Tagesdosis. Dies ist besonders für die Langzeiteinnahme (1 x 2 oder 2 x 1 Tabletten pro Tag) von Vorteil.

um die Gelenkschleimhaut zu aktivieren und zu stabilisieren sowie Entzündungsreaktionen zu vermindern: 2–4 Tabletten pro Tag.

während der Chemo- und Strahlentherapie: 4 Tabletten pro Tag.

um die Darmschleimhaut zu stabilisieren und zu schützen: 2–3 Tabletten pro Tag.

für eine entzündungshemmende und abschwellende Wirkung: 3–4 Tabletten pro Tag.

um eiweißhaltiges Bindegewebe abzubauen und um Entzündungsreaktionen zu stoppen: 3 Tabletten pro Tag.

A

Autoimmunerkrankungen

Unter Autoimmunerkrankungen versteht man Erkrankungen, bei denen sich das aktivierte Immunsystem gegen körpereigene Zellen oder Gewebe richtet und dieses zerstören kann. Die genaue Ursache ist immer noch unklar. Vermutlich spielen immunologische Kreuzreaktionen eine entscheidende Rolle. Dabei lösen Bestandteile von Bakterien, Viren, Parasiten oder von abgetöteten Krebszellen, die körpereigenem Gewebe ähnlich sind, eine Abwehrreaktion aus, die körpereigenes Gewebe zerstört.

Viele Autoimmunerkrankungen sind genetisch bedingt, also vererbbar. Bei bestehender Veranlagung können u. a. Krebstherapien, wie Chemo-, Strahlen- und Antihormontherapie, aber auch starker Stress oder Infektionskrankheiten zur Auslösung von Autoimmunerkrankungen beitragen. Während einer Chemo- oder Strahlentherapie verschwinden in der Regel die Symptome einer Autoimmunerkrankung, da es therapiebedingt zu einer vorübergehenden Schwächung des Immunsystems kommt. Die im Gefolge von Krebsstandardtherapien abgeschwächte Abwehrlage von Patienten regeneriert in der Regel nach deren Beendigung spontan. Dabei kann es vorübergehend zu einer »überschießenden Aktivität« kommen, die Autoimmunerkrankungen aktiviert.

ACHTUNG

Wenn Sie bereits unter einer Autoimmunerkrankung leiden, sind alle komplementärmedizinischen Maßnahmen, die das Immunsystem aktivieren (z. B. Mistel-, Thymus- und Organpeptidtherapie) nicht geeignet für Sie! Durch die Aktivierung des Immunsystems könnte die Symptomatik verstärkt werden bzw. erneut auftreten. Auch wenn Sie noch nicht erkrankt sind, aber wissen, dass Sie erblich vorbelastet sind, weil beispielsweise ein Elternteil erkrankt ist oder Sie einen entsprechenden Test gemacht haben, sollten Sie vorbeugend auf alle Komplementärmaßnahmen, die das Immunsystem aktivieren, verzichten. Folgende Verfahren sind generell nicht empfehlenswert, weil bisher keine ausreichenden Nachweise vorliegen, dass sie unbedenklich bzw. bei Autoimmunerkrankungen überhaupt wirksam sind: Eigenbluttherapie, Darmsanierung, Heilfasten, Mikronährstoffgemische (Vitamin-/ Spurenelementgemische), Brennnessel-Spiritus-Einreibungen, Homöopathie, Akupunktur, Neuraltherapie.

Therapie

Zur Behandlung von Autoimmunerkrankungen wird die Aktivität des Immunsystems gedämpft, z. B. durch Kortison oder andere Immunsuppressiva, z. B. Azathioprin, Cyclosporin A sowie neuerdings mit monoklonalen Antikörpern.

So hilft Ihnen die Komplementärmedizin

Jede infektiöse Erkrankung (z. B. grippale Infekte, Magen-Darm-Trakt-Infekte, Bronchitis, Nebenhöhleninfekte) führt zu einer Aktivierung des Abwehrsystems und kann zu einem Schub bzw. zur Erstmanifestation einer Autoimmunerkrankung beitragen. Meiden Sie daher Situationen, die eine Infektionskrankheit begünstigen.

Ernährung: Wenn bei Ihnen eine Autoimmunerkrankung besteht und auch vorbeugend sollten Sie auf den Verzehr von tierischen Fetten, die Arachidonsäure enthalten (z. B. Schweineschmalz und Schweineleber, fetthaltige Würste, Eigelb), weitgehend verzichten, denn diese befördern den Entzündungsprozess; nehmen Sie dagegen bevorzugt Lebensmittel zu sich, die reich an Omega-3-Fettsäuren sind (z. B. Lachs, Sardellen, Sardinen, Hering, Makrele sowie Schalentiere wie Muscheln, Shrimps), welche den Entzündungsprozess hemmen.

Sorgen Sie für ausreichende Bewegung und Entspannung, um Stress abzubauen; nutzen Sie zum Ausgleich der seelischen Balance auch psychosoziale oder psychologische Betreuungsangebote.

INFO

▌ Deutsche Gesellschaft für Autoimmun-Erkrankungen e. V.: www.autoimmun.org

▌ www.rheuma-online.de/a-z/a/autoimmunerkrankungen.html

Blähungen

Blähungen (Flatulenz) hat jeder einmal, insbesondere nach dem Verzehr blähender Speisen, wie Hülsenfrüchte, Kohl, Zwiebeln, unreifes Obst oder frisches Brot. Durch die Krebstherapie (Chemo- oder Strahlentherapie, insbesondere aber durch begleitende Antibiotikatherapien) können die Darmschleimhaut und die Darmflora geschädigt werden. Dies geht zuweilen einher mit der Vernichtung der physiologischen Darmflora (insbesondere der Bakterien) auf den Schleimhäuten, was zu belastenden Nebenwirkungen führen kann, z. B. Blähungen, Bauchkrämpfe, Durchfall (siehe S. 101) oder Verstopfung (siehe S. 257).

> **ACHTUNG**
>
> Wenn Sie langfristig und hartnäckig unter Blähungen, Verstopfung oder Durchfall leiden, könnte dies auch auf eine Erkrankung im Magen-Darm-Trakt hinweisen und sollte von einem entsprechenden Facharzt abgeklärt werden.

So hilft Ihnen die Komplementärmedizin

Ernährung: Verzichten Sie nach Möglichkeit auf Alkohol, Nikotin und Koffein sowie auf blähende oder unverträgliche Nahrungsmittel, z. B. Kohl, Zwiebeln. Versuchen Sie Ihre Essgewohnheiten zu ändern: Essen Sie langsam und kauen ganz bewusst jeden Bissen 20–30-mal. Trinken Sie wenig beim Essen, um die Verdauungssäfte nicht zu verdünnen. Halten

TIPP

Wärme und sanfte Bauchmassage

»Während der Chemotherapie litt ich häufig unter Blähungen und schmerzhaften Bauchkrämpfen. Ich habe mich dann meist hingelegt mit einer Wärmflasche auf dem Bauch. Die Wärme war sehr wohltuend. Wenn sich alles etwas entspannt hatte, habe ich mit einer Hand kreisend über den Bauch massiert – das muss man rechtsrum – also im Uhrzeigersinn – machen, um die Gase Richtung ›Ausgang‹ zu befördern. Manchmal habe ich mir auch einen feuchtwarmen Leibwickel gemacht: ein Handtuch mit heißem Wasser (natürlich nicht zu heiß) tränken und auswringen, dann ab ins Bett – erst das feuchte Handtuch, dann ein trocknes und dann eine Decke. Die feuchte Wärme wirkte noch ein bisschen intensiver.«

Sie möglichst einen tageszeitlichen Rhythmus für Ihre Mahlzeiten ein.

Bewegung: Regelmäßige Bewegung wirkt sich in vielerlei Hinsicht positiv auf Körper und Seele aus und ist auch bei Blähungen sehr zu empfehlen, weil dies die Darmtätigkeit aktiviert.

Tee: Bei häufigen Blähungen hat es sich auch bewährt, über den Tag verteilt immer wieder Kräutertee, z. B. Anis-, Fenchel- oder Kümmeltee zu trinken, das wirkt sowohl vorbeugend gegen Blähungen als auch lindernd, wenn sie schon vorhanden sind.

Probiotika: Wenn Sie regelmäßig Joghurt oder Sauermilchprodukte essen, optimieren Sie damit Ihre Darmflora, indem Sie das Milieu für die Ansiedlung gesunder Bakterien (z. B. Lactobazillen, Bifidobakterien, die in Joghurt enthalten sind) herstellen. Ferner wirken Probiotika aktivierend auf das schleimhautansässige Immunsystem, das sich auf den ganzen Körper erstreckt, u. a. Magen-Darm-Trakt, Harntrakt sowie Lunge. Es gibt auch Arzneimittel wie Symbiolact, Symbioflor oder Mutaflor, die diese Bakterien in hoher Konzentration enthalten.

Medikamente: Rezeptfrei erhältlich sind Präparate, die die Gasansammlungen im Darm auflösen und zur Entblähung führen, wie Simeticon (Sab simplex bzw. Lefax Kautabletten).

B

Blasenentzündung

Wird im Rahmen der Krebsbehandlung eine Strahlentherapie des Beckenbereichs nötig, beispielsweise bei Prostata- oder Gebärmutterhalskrebs, kann das als Nebenwirkung zu einer sogenannten radiogenen Zystitis führen. Durch die Strahlentherapie wird u. a. die Schleimhaut der Harnblase geschädigt, was zu Entzündungsreaktionen (Zystitis) führen kann. Auch Zytostatika (insbesondere Cyclo-

---

TIPP

Impfung

Unter der Vorstellung, dass alle Schleimhäute des Körpers als »schleimhautassoziiertes Immunsystem« miteinander reagieren (kreuzreagieren), erfolgt eine spezifische Aktivierung der Blasenschleimhaut nach Einnahme von »Schluckimpfstoffen« aus abgetöteten *Escherichia coli* oder dessen Bestandteilen, dem bakteriellen Haupterreger von Blasenentzündungen. Zur vorbeugenden Behandlung wiederholt auftretender Blasenentzündungen wird die tägliche Einnahme von 1 Kapsel (Uro-Vaxom; enthält 6 mg *E. coli* Lyophilisat) empfohlen. Uro-Vaxom ist rezeptpflichtig und kostet pro 90 Kapseln ca. 105,00 Euro. Die Kapseln sollten nüchtern (am besten morgens) mit reichlich Flüssigkeit eingenommen werden. Der Abstand zur Nahrungsaufnahme sollte mindestens 30 Minuten betragen.

SO GEHT'S

Preiselbeersaft blockt Bakterien ab

Preiselbeersaft (Cranberry-Saft) enthält einen Zucker – Mannose genannt –, der die Andockstellen von Bakterien an der Blasen- und Nierenbeckenschleimhaut blockiert, sodass die Bakterien nicht haften können und mit dem Urin ausgeschwemmt werden. Klinische Studien belegen diesen Effekt. Um die gewünschte Schutzwirkung zu erzielen, sollten Sie zweimal täglich je ca. 40 ml Preiselbeersaft trinken, den Sie mit Wasser verdünnen können. Alternativ dazu gibt es Kapseln mit Preiselbeerextrakt, z. B. CranberryExtrakt 400 mg/Kapsel oder Cranmax 500 mg/Kapsel, die dreimal täglich mit viel Flüssigkeit eingenommen werden sollten.

phosphamid, aber in abgeschwächter Form auch alle anderen Zytostatika) schädigen die Schleimhaut der Harnblase, was zu Blutungen und nicht infektiösen Entzündungen führen kann. In der Folge haben Keime, wie *Escherichia coli* oder Enterokokken, ein leichtes Spiel und können eine infektiöse Blasenentzündung verursachen.

Typische Beschwerden einer Blasenentzündung sind häufiger Harndrang mit geringen Urinmengen, Brennen in Harnröhre und Harnblase, insbesondere nach dem Wasserlassen. Heilt eine Blasenentzündung nicht aus, kann sie in die Nieren hochsteigen (Nierenbeckenentzündung) und zeigt sich in Nieren- oder Flankenschmerzen, Klopfschmerzhaftigkeit des Nierenlagers und Fieber.

Therapie

Halten die Beschwerden länger als 2–3 Tage an oder sind stark ausgeprägt, sollten Sie Ihren Arzt aufsuchen, der Ihnen bei Bedarf ein Antibiotikum verschreibt. Er untersucht dann den Urin auf Bakterien und erstellt gegebenenfalls ein Antibiogramm (Testung der diagnostizierten Bakterien auf Antibiotika-Empfindlichkeit). Falls nötig, wird er Ihnen auch ein krampflösendes Medikament (z. B. Buscopan) verschreiben.

So hilft Ihnen die Komplementärmedizin

Achten Sie auf warme und trockene Kleidung und auf ausgewogene Ernährung; auf mäßige aber regelmäßige körperliche Aktivität mit angemessenen Aktivitäts- und Ruhephasen und auf eine ausgeglichene seelische Balance. Bei einer Blasenentzündung – und auch zur Vorbeugung – ist es wichtig, viel zu trinken, um die Bakterien auszuschwemmen, das bedeutet 3 l und mehr pro Tag; ideal sind Mineralwasser oder Kräutertees, z. B. desinfizierende Nieren- und Blasentees, harntreibende Birkenblätter- oder Schachtelhalmkrauttees. Bereiten Sie sich eine heiße Zitrone zu (siehe S. 27) oder nehmen 500 mg Vitamin C pro Tag ein. Dies wirkt abwehrsteigernd, entzündungshemmend und antibakteriell.

B

Blutarmut (Anämie)

Unter Blutarmut – medizinisch Anämie – versteht man eine Verminderung der Anzahl der roten Blutkörperchen (Erythrozyten) bzw. des roten Blutfarbstoffes (Hämoglobin). Von Blutarmut spricht man, wenn die Hämoglobinwerte beim Mann weniger als 13 g/dl und bei der Frau weniger als 12 g/dl betragen. Hämoglobin transportiert den lebensnotwendigen Sauerstoff im Blut; ist zu wenig Hämoglobin vorhanden, wird das Körpergewebe nicht ausreichend mit Sauerstoff versorgt.

Dieser Sauerstoffmangel kann zu Leistungsabfall, schneller Ermüdbarkeit, Blässe (insbesondere der Schleimhäute) bis hin zu Kopfschmerzen, Ohrgeräuschen (Tinnitus), Übelkeit, Schlaflosigkeit, Konzentrationsproblemen, Sehstörungen, Schwindel und Ohnmacht führen. Die Organe leiden ebenfalls unter dem Sauerstoffmangel, was ernsthafte Erkrankungen verursachen kann, z. B. am Herzmuskel (Angina pectoris, Herzinfarkt), an der Niere (Nierenversagen), am Gehirn (Infarkt).

Ursachen für die Anämie können u. a. sein:
- Mangel an Vitaminen oder Mineralien, z. B. Vitamin B_{12}, Folsäure oder Eisen,
- Blutverluste, z. B. physiologisch als Menstruationsblutung sowie während der Schwangerschaft oder pathologisch aus Magen-Darm-Trakt-Geschwüren bzw. Tumoren, während oder nach Operationen sowie als Begleiterscheinung von Infekten.

WAS MIR GEHOLFEN HAT

Eisenmangel:
»Ich fühlte mich kraftlos und erschöpft«

»Während der Chemotherapie wegen Brustkrebs litt ich
nach dem dritten Behandlungszyklus unter zunehmender
Abgeschlagenheit, Müdigkeit, Kraftlosigkeit, Gereiztheit
sowie Schwindelattacken. Ich konnte meine gewohnten
Aktivitäten (Einkaufen; Kinder zur Schule bringen) nur
noch mit großer Anstrengung erledigen. Insbesondere
Treppensteigen fiel mir unheimlich schwer.
Nachdem ich meinem behandelnden Onkologen von
meinen Symptomen berichtet hatte, veranlasste er eine
Blutuntersuchung (»kleines Blutbild«) und diagnostizierte
eine Eisenmangelanämie. Er verordnete mir zunächst ein
Eisenpräparat (Ferrosanol), das ich über vier Wochen
einnehmen sollte. Hierdurch stabilisierte sich mein
Eisenspiegel, die Eisenspeicher füllten sich langsam
wieder auf, die Anämie verschwand, ich wurde deutlich
belastbarer.
Im Anschluss empfahl mir der Onkologe dann die regelmäßige Einnahme eines eisenhaltigen Fruchtgetränkes aus
dem Reformhaus (Kräuterblut; ca. 40–50 ml pro Tag).
Diese einfache Maßnahme half mir, meinen Eisenspiegel
und meinen roten Blutfarbstoff in der Norm zu halten.«

Therapie

Die Behandlung von Anämien sollte ursachenbezogen erfolgen, z. B.:

- durch Ausgleich von Mangelzuständen mit Eisen, Vitamin B_{12} oder Vitamin B_6
- durch Transfusionen von Erythrozyten-Konzentraten bei akuten Blutungen
- bzw. durch den spezifischen Wachstumsfaktor Erythropoetin (EPO)

So hilft Ihnen die Komplementärmedizin

Bezüglich komplementärmedizinischer Behandlungsmöglichkeiten der verschiedenen Anämieformen liegen nur sehr begrenzte Erfahrungen vor. Die konventionelle Therapie steht eindeutig im Vordergrund. Dennoch können vereinzelte komplementäre Therapiemaßnahmen hilfreich sein, z. B. Ernährungsempfehlungen. Eine dauerhaft sinnvolle Ernährungsumstellung ist meist langfristig effektiver und insbesondere den Eisenstoffwechsel betreffend weitaus nebenwirkungsärmer und preisgünstiger als die kurzfristige Ergänzung des fehlenden Substrates (z. B. Eisen, Vitamin B_{12}, Folsäure).

Bluterguss

Ein Bluterguss – auch Hämatom oder blauer Fleck genannt – entsteht, wenn Blut aus verletzten Gefäßen in das Gewebe austritt. Zum Beispiel wenn man sich irgendwo stößt oder auch nach Operationen oder anderen therapeutischen Maßnahmen (z. B. Chemo- oder Strahlentherapie) sowie Injektionen oder Blutentnahmen. Gelegentlich entstehen Blutergüsse im Gefolge von Störungen der Blutgerinnung, der Blutgefäße oder als Ausdruck einer bösartigen Erkrankung (u. a. Leukämien, Lymphome).

Krebserkrankungen und deren Therapien können die Blutplättchen (Thrombozyten) bedrohlich reduzieren (unter 100 000 pro µl Blut) und Gerinnungsfaktoren (Eiweiße, die den Gerinnungsprozess steuern) vermindern. Dies geht mit einer erhöhten Blutungsneigung und der Häufung von Blutergüssen (blauen Flecken) einher. Thrombozyten werden im Knochenmark von sogenannten Megakaryozyten abgespalten, Gerinnungsfaktoren werden überwiegend in der Leber synthetisiert. Krebserkrankungen, die mit Befall des Knochenmarks einhergehen (z. B. Leukämien), behindern das

> **ACHTUNG**
>
> Spontan auftretende Blutergüsse sollten immer abgeklärt werden! Sie könnten auf eine therapiebedürftige Erkrankung hinweisen.

SO GEHT'S

Hausmittel gegen Blutergüsse

▌ Zur Kühlung können Sie auch kalte Essigumschläge machen. Geben Sie dazu zwei Esslöffel Essig in 300 ml kaltes Leitungswasser, tränken ein Tuch damit und legen es auf die betroffene Stelle.

▌ Oder Sie legen frische Arnikablätter oder frisch geschnittene Zwiebeln auf die betroffene Stelle. Das sollten Sie jedoch nicht bei offenen Wunden machen.

▌ Tragen Sie Rosskastaniensalbe zur Unterstützung des Heilprozesses auf.

▌ Vermeiden Sie Wärmebehandlungen oder Massagen der betroffenen Regionen.

Wachstum von Megakaryozyten und die Freisetzung von Thrombozyten. Krebstherapien (Chemo- und Strahlentherapie) töten u. a. schnell wachsende Körperzellen ab (u. a. Thrombozyten) und schränken die Funktion der Leber ein (Reduktion von Gerinnungsfaktoren).

Therapie

Kleinere Blutergüsse sind meist harmlos und verschwinden ohne Therapie. Größere Blutergüsse bzw. Gelenkeinblutungen bedürfen der Therapie, da es zu lebensbedrohlichen Schockzuständen bzw. belastenden Folgeerkrankungen kommen kann.

So hilft Ihnen die Komplementärmedizin

Kühlung: Wenn möglich sollten Sie die betroffene Stelle 10–20 Minuten mit kalten Umschlägen oder Eispackungen kühlen. Geben Sie das Eis aber nicht direkt auf die nackte Haut (lokale Erfrierungsgefahr!), sondern wickeln es in einem Tuch ein. Durch die Kälte ziehen sich die Gefäße zusammen, und es tritt weniger Blut aus.

Hochlagern und Ruhigstellen: Lagern Sie das betroffene Körperteil – Arm oder Bein – hoch, das verringert den Blutzufluss ins verletzte Gewebe; und halten Sie es möglichst ruhig.

Bromelain: Das eiweißspaltende Enzym aus der Ananas, Bromelain (z. B. Bromelain-POS, Mucozym), ist wirksamkeitsgeprüft zur Reduktion von Schwellungen, insbesondere von Blutergüssen. Empfehlenswert wäre die Einnahme von ca. 3000–4000 FIP-Einheiten Bromelain pro Tag. Eine Stunde vor und eine Stunde nach der Einnahme sollten Sie nichts essen, um die Resorption nicht zu behindern.

Da es bislang keine eindeutigen Beweise gibt, dass die Haut heparinhaltige Salben (z. B. Thrombophob, Thrombareduct, Heparin Riker) überhaupt resorbieren (aufnehmen) kann, wird von deren Anwendung zur Therapie von Hämatomen abgeraten.

B

Bronchitis

Unter Bronchitis versteht man eine Entzündung der Atemwege. Die häufigste Form, die akute Bronchitis, entsteht meist im Zusammenhang mit einer Erkältung bzw. einem grippalen Infekt. Sie wird durch Viren oder Bakterien hervorgerufen und ist in der Regel harmlos. Eine Bronchitis kann von folgenden Symptomen begleitet sein: Husten, Schleimproduktion, Fieber, Hals-, Kopf- und Gliederschmerzen, Appetitlosigkeit, Leistungsschwäche, Unwohlsein.

Chemo- und Strahlentherapien können die Bronchialschleimhaut so stark schädigen, dass eine medikamenten- bzw. strahlenbedingte (therapiebedingte) Bronchitis entsteht. Die schnell wachsenden Schleimhautzellen der Bronchialschleimhaut werden durch zellwachstumshemmende Medikamente (z. B. Zytostatika) und Maßnahmen (z. B. Strahlentherapie, insbesondere wenn die Lunge im Strahlenfeld ist, z. B. bei Brustkrebs-, Lungenkrebstherapie) geschädigt. Dadurch entstehen schmerzhafte Wundflächen (Geschwüre), auf denen sich Viren, Bakterien oder Pilze ansiedeln können (infektiöse Bronchitis). Typische Symptome einer therapiebedingten Bronchitis sind trockener, schmerzhafter Husten, Temperaturerhöhung, Brennen hinter dem Brustbein und Unwohlsein.

Therapie

Die Therapie der Bronchitis erfolgt entsprechend der Symptomatik (z. B. Husten, Schleimproduktion, Fieber, Schmerzen) und Ursache (z. B. Infekt, Therapienebenwirkung nach Strahlen- oder Chemotherapie). Eine bakterielle Bronchitis wird mit Antibiotika behandelt, eine virale Bronchitis kann gezielt mit Virustatika (z. B. bei Zytomegalieviren mit Ganciclovir; bei Herpesviren mit Aciclovir) behandelt werden. Wurde die Bronchitis durch die Chemo- oder Strahlentherapie hervorgerufen, wird je nach Bedarf mit Antibiotika, Kortison bzw. entzündungs- sowie schmerzhemmenden Medikamenten behandelt.

So hilft Ihnen die Komplementärmedizin

Sowohl die Krebstherapie als auch die Bronchitis schwächen den Körper. Sie entlasten ihn am besten, indem Sie weitere Reizungen der Atemwege – durch Auspuffgase, verrauchte Luft – vermeiden und ihm weitere Belastungen durch Alkohol und Stress ersparen. Mit einer gesunden Ernährung, leichter Bewegung und ausreichend Schlaf unterstützen Sie dagegen die Selbstheilungskräfte.

Trinken: Achten Sie auf eine ausreichende Trinkmenge; nehmen Sie mindestens 2–3 Liter Flüssigkeit zu sich, idealerweise warme Tees und Mineralwässer, um den Schleim zu verflüssigen. Entsprechend der Symptomatik können folgende pflanzliche Mittel hilfreich sein:

- lösend bei Schleimhautkatarrh z. B. Isländisches Moos, Malvenblüten und -blätter

- hustenlindernd z. B. Efeusirup bzw. -extrakt, Lindenblüten- oder Thymiantee
- löst Verschleimung z. B. Efeusirup bzw. -extrakt, Fenchel-, Eukalyptus- oder Thymiantee
- krampflösend z. B. Lindenblütentee, Huflattichblätter
- fiebersenkend z. B. Weidenrindentee bzw. -extrakt

Inhalieren: Zum Verflüssigen und Abtransport des Schleims einen Esslöffel Kochsalz in kochendes Wasser geben, den Kopf mit einem Handtuch bedeckt über das dampfende Gefäß halten und ca. 10–15 Minuten inhalieren.

Pflanzenextrakte: Ein Extrakt aus *Pelargonium sidoides* (Umckaloabo) kann bei akuten Atemwegsinfekten (Bronchitis) dazu beitragen, die Krankheitsdauer und Krankheitsintensität zu mindern und unnötige Antibiotikatherapien zu vermeiden. Der Pflanzenextrakt überzieht die Schleimhautzellen der Atemwege mit einem Schutzfilm, der sie vor der Zerstörung durch Viren schützt und die Vermehrung krankmachender Bakterien hemmt. Der Schleimabtransport wird verbessert. Dies entzieht Erregern den Nährboden und erleichtert deren Abhusten.

Eine sogenannte »Cochrane Analyse«, bei der die Daten der vorliegenden Studien bewertet wurden, kam zu dem Schluss, dass die Anwendung von Extrakt aus *Pelargonium sidoides* bei Patienten mit akuter Bronchitis die Beschwerden (insbesondere Husten und Verschleimung) effektiv lindern kann.

SO GEHT'S

Traditionelle Hausmittel

Mit folgenden Mitteln aus der traditionellen Erfahrungs-
heilkunde können Sie Ihre Beschwerden lindern und den
Selbstheilungsprozess unterstützen.

Warme Kartoffelwickel

Brustwickel führen Wärme und Heilsubstanzen über Haut
und Atemwege zu. Um einen warmen Kartoffelwickel zu
machen, kochen Sie 4–5 Kartoffeln und stampfen sie
anschließend. Legen Sie sich ein Tuch auf die Brust und
bringen die – nicht zu heißen! (Temperatur kann am
eigenen Unterarm geprüft werden; ca. 10 Sekunden) –
gestampften Kartoffeln darauf auf und decken alles mit
einem weiteren Handtuch ab. Lassen Sie den Kartoffelwickel etwa 20 Minuten (oder bis er abgekühlt ist)
einwirken. Warme Kartoffelwickel wirken entzündungshemmend, antibakteriell und abschwellend.

Quarkwickel

Geben Sie den Quark etwa einen Zentimeter dick auf ein
Tuch, wickeln dieses um Brust und Rücken, bedecken den
Quarkwickel mit einem trockenen Handtuch und lassen
ihn über Nacht einwirken. Der Quarkwickel wirkt kühlend,
abschwellend, entzündungshemmend und schmerzlindernd (siehe auch Heiserkeit, S. 135).

Wadenwickel

Gut geeignet, um den Körper bei Fieber zu kühlen, sind auch Wadenwickel mit körperwarmem Wasser (Anwendung siehe Fieber, S. 115).

Selbstgemachte Hustensäfte

▮ Hacken Sie ca. 100 g Zwiebeln (entspricht etwa zwei Zwiebeln) und lassen diese mit etwas Kandiszucker in etwa einem halben Liter Wasser aufkochen. Gießen Sie den Saft ab und bewahren ihn im Kühlschrank auf. Nehmen Sie dreimal täglich einen Esslöffel Zwiebelsaft ein.

▮ Mehrere Zitronen schälen, in Scheiben schneiden, mit reichlich Zucker bestreuen und ca. 12 Stunden stehen lassen. Dreimal täglich einen Esslöffel einnehmen.

Darmentzündung (akute)

Akute Darmentzündungen (Gastroenteritis) werden meist durch Infektionserreger (z. B. Bakterien, Viren, Parasiten, Pilze), durch Giftstoffe (sogenannte Toxine, z. B. aus verdorbenen Speisen oder freigesetzt durch den Bakterienstoffwechsel bzw. Bakterienzerfall unter Antibiotikumtherapien) oder durch Medikamente (z. B. Chemo-, Antibiotikumtherapien) bzw. Strahlentherapie (Strahlenentzündung) hervorgerufen. Sie gehen häufig mit Übelkeit, Erbrechen, Durchfall, Bauchschmerzen sowie mit Kopf- und Gliederschmerzen und Temperaturerhöhung einher.

Therapie
Bei akuten entzündlichen Darmerkrankungen mit nachgewiesenen bakteriellen Erregern (z. B. Salmonellen, Shigellen, Campylobacter) bzw. Parasiten (z. B. Amöben, Lamblien) ist die Notwendigkeit einer Antibiotikumtherapie immer abzu-

---

ACHTUNG

Um einer akuten Darmentzündung vorzubeugen, empfiehlt es sich, verdorbene, meist überalterte Speisen zu meiden. Besondere Vorsicht ist geboten bei Mayonnaisen, Eierspeisen inklusive Süßspeisen, Geflügel, Hackfleisch, Rohmilch und ungewaschenem bzw. ungeschältem Obst und Gemüse.

TIPP

Brottrunk

Es handelt sich um ein alkoholfreies Gärgetränk, das aus Getreide aus kontrolliertem Anbau, Sauerteig und Brunnenwasser hergestellt wird. Brottrunk enthält neben Vitaminen und Spurenelementen auch aktive Fermente (Enzyme) sowie lebende Milchsäurebakterien. Er kann die Darmfunktionen stabilisieren und ist bei akuten Darmentzündungen unterschiedlicher Ursache, insbesondere auch nach Krebstherapien, gut geeignet. (Optimale Dosierung: morgens und abends 100–200 ml.) Um den Geschmack zu verbessern, können Sie etwas Apfelsaft (naturtrüb, ohne Zusätze) hinzugeben.

Erfahrungen eines Patienten

»Wegen eines Prostatakarzinoms wurde ich bestrahlt. Mit zunehmender Dauer nach Abschluss der Therapie traten Beschwerden im Enddarm auf, das heißt, ich litt unter starken Schmerzen und Krämpfen, insbesondere beim Stuhlgang, der überwiegend dünnflüssig und zum Teil blutig war. Mein Strahlentherapeut meinte, es handle sich um eine durch die Strahlentherapie ausgelöste Entzündung des Enddarms, die als Nebenwirkung dieser Therapieform nicht immer zu verhindern sei. Ein in die Therapie eingeschalteter ›Arzt für Naturheilkunde‹ gab mir den Tipp, täglich ca. 200 ml Brottrunk zu trinken, da dieses Getränk die Darmfunktionen regulieren könne. Ich habe den Rat befolgt, zusätzlich 2 Tabletten Equizym MCA eingenommen und war nach etwa einer Woche beschwerdefrei.«

klären. Bei viralen Infekten (unter anderem verursacht durch Rotaviren oder Enteroviren) sowie allen anderen akuten Darmentzündungen stehen Flüssigkeits- und Mineralstoffersatz (bei schweren Verlaufsformen als elektrolythaltige Infusion) im Vordergrund.

Akute Darmentzündungen im Gefolge von Krebstherapien (Chemo-, Strahlen-, Antibiotikumtherapien) werden gemäß internationalen Empfehlungen (in Leitlinien festgelegt) behandelt.

So hilft Ihnen die Komplementärmedizin

Flüssigkeitszufuhr (z. B. Mineralwasser sowie Tees, versetzt mit Salz und Zucker) und Diät (faserreiche Schonkost, z. B. geriebene Möhren, Äpfel, Zwieback) reichen bei leichten akuten Darmentzündungen meist aus.

Probiotika: Zur Stabilisierung bzw. zum Wiederaufbau der Darmflora, also der ortsansässigen Bakterien, die für die Funktion des Darmes und der Schleimhaut notwendig sind, haben sich Probiotika als sinnvoll erwiesen. Sie sind in Joghurt bzw. Sauermilchprodukten enthalten. Beispielsweise reichen täglich ca. 150–250 ml Joghurt aus, um einen therapeutischen Effekt zu erzielen. Entsprechende Arzneimittel (z. B. Symbiolact, Symbioflor, Mutaflor, Omniflor) sollten auf ärztliche Anordnung eingenommen werden.

Equizym MCA: Bei akuten Darmentzündungen im Gefolge von Chemo- oder Strahlentherapie hat sich die schleimhautstabilisierende Wirkung von Linsenlektin als lindernd erwiesen. Es ist in Equizym MCA enthalten (siehe »Special«, Seite 66–69): 10–15 mg pro Tag (entspricht 2–3 Tabletten pro Tag) reichen aus, um die Schleimhäute zu schützen.

Darmentzündung (chronische)

Unter chronisch entzündlichen Darmerkrankungen (CED) versteht man gutartige, in Schüben auftretende oder ständig vorhandene entzündliche Darmerkrankungen, z. B. Morbus Crohn oder Colitis ulcerosa. Die Symptome der CED umfassen in Abhängigkeit vom Krankheitsbild u. a. allgemeines Unwohlsein, Appetitlosigkeit, Bauchschmerzen, Durchfälle (bis zu 15 pro Tag bei Morbus Crohn) mit Gewichtsverlust und Schleimbeimengungen, Fieber, Blutverlust (durch Ausscheidung im Stuhl, insbesondere bei Morbus Crohn). Die Ursachen für CED sind bislang nicht abschließend geklärt, diskutiert werden u. a.: genetische Veranlagung, Störung der Abwehrmechanismen der Darmschleimhaut (Autoimmunerkrankung!?), Umwelteinflüsse wie Nahrung, Stress, Alkohol, Nikotin sowie virale oder bakterielle Infektionen.

Auch Chemo- und insbesondere Strahlentherapien, die den Darm im Strahlenfeld haben, können zu chronisch entzündlichen Darmerkrankungen führen. Grundlage dieser uner-

ACHTUNG

Durch die chronische Entzündung ist das Entartungsrisiko von Schleimhautzellen des Darmes erhöht. Daher empfehlen die Fachgesellschaften bei CED, insbesondere bei Colitis ulcerosa, regelmäßige Darmspiegelungen (Koloskopien) durchführen zu lassen!

wünschten Nebenwirkung sind u. a. Schleimhautschäden (z. B. Geschwüre, verminderte Schleimabsonderung, Narben oder Verwachsungen), die einen ständigen (nicht infektiösen) Entzündungsherd darstellen.

Therapie

Zur akuten Linderung von Beschwerden erfolgt meist eine Therapie mit entzündungshemmenden Medikamenten, z. B. Antibiotika, Kortison, Aminosalicylaten (z. B. Sulfasalazin, Mesalazin), Immunsuppressiva (z. B. Azathioprin, Methotrexat) sowie Antikörpern (z. B. Infliximab, ein Anti-TNF-α-Antikörper). Zuweilen kann auch ein operativer Eingriff notwendig sein, z. B. bei Abszessbildung, Stenosen (Verengungen des Darmkanals), Fisteln (Zerstörung von Nachbargewebe durch Gangbildung).

So hilft Ihnen die Komplementärmedizin

Ernährungs- und Lebensstiloptimierung (u. a. Verzicht auf Alkohol, Nikotin, Koffein, regelmäßige körperliche Aktivität) stehen im Vordergrund naturheilkundlicher Empfehlungen. Brottrunk (siehe S. 91) kann die Darmfunktion stabilisieren. Hinweise zu begleitenden Beschwerden wie Durchfall, Verstopfung, Übelkeit und Erbrechen finden Sie auf den entsprechenden Seiten. Ferner können hilfreich sein: Stressbewältigung, u. a. durch Entspannungsverfahren wie autogenes Training, Tai Chi, Yoga oder progressive Muskelrelaxation nach Jacobson. Kneipp'sche Anwendungen (z. B. wechselwarme Güsse, Bäder, Massagen) können dazu beitragen, das Nerven- und Immunsystem zu regulieren.

Weihrauchextrakte: Diese Extrakte (*Boswellia olibanum, Boswellia serrata;* u. a. als H-15 Ayurmedica erhältlich), insbesondere die enthaltenen Boswelliasäuren, haben eine starke entzündungshemmende und antiödematöse Wirkung. Weihrauchextrakte wirken, indem sie die Freisetzung von entzündungsfördernden Botenstoffen (insbesondere Leukotriene) hemmen. Empfohlene Dosierung: dreimal 800–1 200 mg pro Tag als Tabletten einnehmen.

INFO

▮ Kompetenznetz Darmerkrankungen:
www.kompetenznetz-ced.de

▮ www.uni-duesseldorf.de/awmf//-na/o68-001.htm

Depressive Verstimmung

Depressive Verstimmungen zählen zu den affektiven Störungen und zeigen sich beispielsweise als gereizt gedrückte Stimmung oder als Verlust von Interesse bzw. Freude an Alltagsaktivitäten. Die Stimmungsbeeinträchtigungen dauern meist über einen längeren Zeitraum an. Personen mit depressiver Verstimmung leiden gehäuft an Angstzuständen und innerer Unruhe. Intensives Grübeln und das Kreisen der Gedanken um Befürchtungen und Sorgen gehören ebenfalls oft dazu. Antriebslosigkeit, Hoffnungslosigkeit, Schuldgefühle und Selbstvorwürfe sind weitere typische Symptome einer depressiven Verstimmung.

Verschiedene Belastungssituationen kommen als Auslöser infrage, dazu zählt auch die Diagnose »Krebs« und die folgende seelische und körperliche Auseinandersetzung mit der Erkrankung.

ACHTUNG

Für folgende Verfahren liegen bisher keine ausreichenden Nachweise vor, dass sie unbedenklich oder überhaupt wirksam bei depressiven Verstimmungen bzw. Depressionen sind: Vitalpilz-Einnahme, Akupunktur bzw. andere Verfahren der TCM, Kinesiologie, Homöopathie, Aromatherapie, Mikronährstoffgemische.

TIPP

Johanniskrautextrakt

Johanniskrautextrakt (z. B. Neuroplant, Laif 900, Tonizin) stabilisiert das gestörte Gleichgewicht des Hirnstoffwechsels und behebt bzw. mindert die Symptome von milden depressiven Verstimmungen, u. a. innere Unruhe, Nervosität, Gefühl der Leere. Energie und Lebensfreude werden reaktiviert. Zu beachten sind die Dosis (mindestens 900 mg pro Tag) und die Zeitdauer (mindestens 2–3 Wochen Einnahme), ehe therapeutische Effekte auftreten. Studien belegen die Wirksamkeit der Johanniskrauttherapie, daher wird sie von den Krankenkassen erstattet.

Achten Sie bitte darauf, dass Johanniskrautextrakt ausgeprägte Wechselwirkungen mit anderen Medikamenten hat, z. B. Gerinnungshemmern, Anti-Baby-Pillen, Immunsuppressiva, die zu deren Wirkungsverlust führen können. Ferner führt die Einnahme von Johanniskrautextrakt zu einer erhöhten Lichtempfindlichkeit der Haut (Photosensibilisierung), d. h. sie wird empfänglicher für einen Sonnenbrand.

Therapie

Die Behandlung der depressiven Verstimmung bzw. einer Depression umfasst:

▌ Psychotherapie, z. B. analytische Psychotherapie, Verhaltenstherapie, tiefen- und gruppenpsychologische Verfahren, Rollenspiele

SO GEHT'S

Den Körper abklopfen

Diese Übung stammt aus der Körperpsychotherapie. Sie können sie einsetzen, wenn Sie von negativen Gedanken gefangen sind und von Ihren Sorgen und Ängsten weg möchten. Gleichzeitig hat die Übung eine energetisierende Wirkung, d. h. dass Sie sich danach entspannter und erfrischt fühlen. Die Übung wird im Stehen und nach Möglichkeit in bequemer Kleidung durchgeführt. Nehmen Sie sich etwa 15 Minuten Zeit und Ruhe.

- Nehmen Sie eine aufrechte Haltung ein.
- Atmen Sie einmal tief ein und aus.
- Klopfen Sie mit der linken Hand leicht auf den Rücken Ihrer rechten Hand. Schauen Sie sich dabei zu. Klopfen Sie weiter, den Unterarm entlang über den Oberarm, die Schulter, den Hals und übers Gesicht hoch zum Kopf und nun mit der anderen Hand auf der anderen Seite wieder bis zur linken Hand herunter.
- Klopfen Sie dann mit beiden Händen auf Ihre Füße, die Beine nach oben entlang der Knie über die Oberschenkel auf den Po und so weit den Rücken hinauf, wie es geht. Dann wieder nach unten bis zum Po und über die Hüften nach vorne.
- Klopfen Sie leicht über den Bauch und seitlich zu den Schultern nach oben und spüren Sie, dass Sie sich in einer sicheren Situation befinden.
- Zupfen Sie noch einmal an der einen oder anderen Stelle des Körpers, die sich vielleicht noch nicht ganz in unserer jetzigen Zeit befindet.

- physikalische Maßnahmen, z. B. Lichttherapie, Magnetstimulation
- medikamentöse Behandlung, z. B. trizyklische Antidepressiva, Monoaminooxidase-Hemmer (MAO-Hemmer), Serotonin-Wiederaufnahme-Hemmer

So hilft Ihnen die Komplementärmedizin

Vor der Anwendung naturheilkundlicher Maßnahmen zur Behandlung von depressiven Verstimmungen bzw. milden Depressionen sollten Sie immer einen Arzt zu Rate ziehen!

Entspannung und Bewegung: Achten Sie darauf, einen regelmäßigen Tages- und Nachtrhythmus einzuhalten; bewegen Sie sich – gehen Sie spazieren, fahren Rad oder suchen sich eine andere körperliche Betätigung, die Sie so oft wie möglich ausüben.

Sorgen Sie für Entspannung. Hierzu könnte beispielsweise autogenes Training gut geeignet sein; probieren Sie aus – am besten in einem entsprechenden Kurs –, ob es Ihnen liegt. Autogenes Training entspannt Muskeln und Gefäße, löst Verkrampfungen, baut Stress und seelische Belastungen ab und gleicht die Herztätigkeit aus.

Durchfall

Unter Durchfall versteht man die häufige Entleerung von breiigem oder wässrigem Stuhl. Durchfall kann infolge einer Chemo- oder Strahlentherapie auftreten, da diese Behandlungen die Schleimhautzellen des Magen-Darm-Trakts schädigen und in ihrer Funktion beeinträchtigen können. Daneben kommen aber auch Infektionen (z. B. durch Bakterien, Viren oder Pilze), Nahrungsmittelunverträglichkeiten (z. B. Laktoseintoleranz), andere Darmerkrankungen oder Stoffwechselstörungen als Ursache infrage.

Therapie
Die wichtigsten therapeutischen Maßnahmen sind:

- Zufuhr von salzhaltiger Flüssigkeit (Elektrolytlösung), Ernährungsumstellung.
- Eine medikamentöse Therapie, z. B. mit Loperamid (Imodium, Loperamid ratiopharm, Lopalind; 2 mg; ein- bis

ACHTUNG

Durch die Loperamidgabe erfolgt eine Ruhigstellung des Darmes. Falls der Durchfall durch Bakterien ausgelöst wurde, verbleiben diese bzw. die Bakteriengifte länger im Darm und können die Schleimhautzellen schädigen und sich im Körper weiter ausbreiten.

> **TIPP**
>
> ## Was Sie bei Durchfall beachten sollten
>
> ▮ Essen Sie häufig kleine Mahlzeiten.
> ▮ Meiden Sie fette und blähende Nahrungsmittel.
> ▮ Bevorzugen Sie faserhaltige Nahrungsmittel (z. B. Möhren, Äpfel), da diese Bakterien und deren Gifte binden und ausscheiden.
> ▮ Sportgetränke sind meist reich an Elektrolyten, die Mineralstoffverluste ausgleichen.
> ▮ Fruchtsäfte sollten Sie immer verdünnen; eine Ausnahme bildet Heidelbeersaft, der stopfend wirkt.
> ▮ Essen Sie kaliumreiche Nahrungsmittel wie Bananen, Aprikosen und Kartoffeln.

zweimal täglich), kann erforderlich sein, um übermäßigen Flüssigkeitsverlust zu verhindern (siehe Stuhlinkontinenz, S. 235).

▮ Bei chronischem Durchfall muss die zugrunde liegende Erkrankung behandelt werden.

So hilft Ihnen die Komplementärmedizin

Trinken: Um die Flüssigkeitsverluste auszugleichen, sollten Sie reichlich trinken (ca. 3–4 Liter täglich). Dazu können Sie beispielsweise verdünnten Fruchtsaft verwenden, den Sie mit Salz und Traubenzucker anreichern: Lösen Sie ½ Teelöffel Kochsalz und 5 Teelöffel Traubenzucker in ½ Liter Wasser auf und geben Fruchtsaft (z. B. Orangensaft) hinzu. Fruchtsäfte sind empfehlenswert, da sie zucker- und kaliumhaltig sind, sollten jedoch immer mit der gleichen Menge Wasser verdünnt werden.

Gut geeignet sind auch klare, salzhaltige Suppen wie Hühnersuppe oder Rindfleischsuppe. Brottrunk (siehe S.91) kann die Darmfunktionen stabilisieren und Durchfallerkrankungen lindern.

Pflanzliche Heilmittel:

- Apfelpektine sind als Trinklösung (z. B. Diarrhoesan) oder als Pulver, das in Wasser aufgelöst wird (z. B. Aplona), erhältlich. Sie können bei Bedarf täglich 5–8 Portionen (oder mehr) einnehmen.
- Essen Sie täglich 3–5 getrocknete Heidelbeeren – gut kauen! Sie können stattdessen auch drei Esslöffel getrocknete Früchte (auch als Extrakt erhältlich) für 10 Minuten in ca. 400 ml Wasser auf kleiner Flamme kochen und mehrmals am Tag ca. 50–100 ml des Heidelbeersaftes einnehmen. Heidelbeeren bzw. deren sekundäre Pflanzenstoffe wirken antibakteriell, antioxidativ und entzündungshemmend. Bitte beachten Sie, dass frische Heidelbeeren den gegenteiligen Effekt haben und als sanftes Abführmittel wirken.
- Fein geriebene Äpfel und Möhren können durch ihren Faseranteil mit großer Bindungskapazität Bakterien, Viren bzw. deren Toxine binden und ausschwemmen.

Probiotika: Bakterien bzw. Bakterienprodukte, z. B. Lactobazillen, Bifidobakterien oder *E. coli*, können die Darmflora optimieren und die Durchfallsymptomatik lindern. Probiotika sind in Joghurt bzw. Sauermilchprodukten enthalten oder als

SO GEHT'S

Karottensuppe nach Moro

Die Aufnahme faserreicher Nahrungsmittel (z. B. Möhren) in geriebener Form bietet eine große Bindungsfläche für Bakterien, Viren, deren Gifte sowie für Zytokine (immunologische Botenstoffe), die durch die schleimhautschädigende Wirkung der Krebstherapie freigesetzt werden. An die Fasern gebunden werden diese dann ausgeschieden. Schälen Sie ca. 500 Gramm Möhren, zerkleinern sie im Mixer und kochen sie ca. 30–45 Minuten in Wasser. Die eingekochte Möhrenmasse durch ein Sieb in Fleischbrühe (ca. 1 Liter) reiben und Kochsalz (ca. 5 Gramm) hinzufügen. Die Karottensuppe sollte täglich frisch zubereitet und über den Tag verteilt gegessen werden.

Arzneimittel erhältlich (z. B. Symbiolact, Symbioflor, Mutaflor, Omniflor) und sollten therapeutisch auf ärztliche Anordnung eingenommen werden.

Erbrechen und Übelkeit

Während der Chemotherapie ist vielen Krebspatienten übel. Und auch während Strahlen- und Antihormontherapie leiden viele unter Übelkeit und Erbrechen. Für manche Patienten sind der Brechreiz und seine Begleitsymptome belastender als die Krebserkrankung und zuweilen Grund für einen Therapieabbruch.

Auslöser für den Brechreiz ist u. a. der körpereigene Botenstoff Serotonin, der insbesondere durch Krebsmedikamente und Strahlentherapie freigesetzt wird und das »Brechzen-

---

ACHTUNG

Krebsstandardtherapien, insbesondere Chemotherapien mit platinhaltigen Medikamenten (z. B. Cisplatin), Taxanen (z. B. Taxol), Alkylanzien (z. B. Endoxan) oder Anthrazyklinen (z. B. Epirubicin) können zu unangenehmen Geschmacksveränderungen führen (siehe auch S. 119). Dies kann sich in metallischem, seifigem, unangenehm süßem oder saurem Geschmacksempfinden äußern. In diesen Fällen sollte die Nahrungsaufnahme nie mit Widerwillen erfolgen, da sich ein Widerwille gegen »gesunde Speisen« lange nach dem Therapieende erhalten kann. Daher gilt: Während einer Chemo- oder Strahlentherapie nur essen und trinken, was verträglich ist, ohne Widerwillen hervorzurufen!

trum« im Gehirn anregt. Um das zu verhindern, erhalten Krebspatienten begleitend zur Chemo- und Strahlentherapie Arzneimittel (Antiemetika), die Brechreiz, Übelkeit und Erbrechen unterdrücken können. Zu den wirksamsten Antiemetika zählen Serotonin-Rezeptor-Blocker, die verhindern, dass Serotonin an seine Bindungsstellen andocken und damit seine brechreizfördernde Wirkung ausüben kann.

Dass die Krebsmedikamente die Schleimhäute des Magen-Darm-Traktes schädigen, ist ein weiterer Faktor, der zu Übelkeit führen kann. Auch die psychische Situation – z.B. Ekel, Angstzustände, Panikattacken oder Depression – kann »auf den Magen schlagen« und zu Übelkeit und Erbrechen führen.

Therapie
Die Therapie von Übelkeit und Erbrechen während und nach der Krebsbehandlung umfasst u.a.:

▌ Ernährungsanpassung
▌ bedarfsangepasste medikamentöse Therapie mit unterschiedlichen Wirksubstanzen, zum Beispiel:
  – Serotonin-Rezeptor-Blocker (Zofran, Emeset, Emetron, Ondemet)
  – Dronabinol (dessen brechreizhemmende und schmerzstillende Wirkung bereits auf S. 57 beschrieben wurde)
  – Antihistaminika (z.B. Cetirizin, Loratadin, Cimetidin, Ranitidin, Tavegil)
  – Psychopharmaka (z.B. Haldol, Haloperidol, Atosil)
  – Dopaminantagonisten (z.B. Paspertin, Gastrosil, MCP) sowie

Warme Leibwickel mit Kamille

Warme Leibwickel wirken entspannend, beruhigend und
regen die Verdauung an. Gönnen Sie sich eine Pause und
legen sich für eine Viertelstunde mit einem warmen
Kamillen- oder Sauerkleewickel ruhig aufs Sofa oder ins
Bett. Kochen Sie dazu die Kamillenblüten oder den
Sauerklee (Oxalis) 5–10 Minuten in Wasser auf, seihen die
Flüssigkeit ab und tränken ein Tuch darin, wenn der Sud
etwas abgekühlt ist. Legen Sie den warmen, feuchten
Wickel auf den Bauch und decken ihn mit einem trockenen
Handtuch ab.

Ingwertee wirkt gegen Übelkeit

Schneiden Sie von einer frischen Ingwerwurzel (erhältlich
in Obstgeschäften!) 5–7 dünne Scheiben oder Raspel ab,
geben sie mit kochendem Wasser in eine Tasse. Ca.
5–10 Minuten ziehen lassen, Ingwerscheiben/Ingwer-
raspel entnehmen und trinken. Um den Geschmack zu
verbessern, pressen Sie den Saft einer halben Zitrone
dazu oder geben Sie Orangensaft hinzu. Ingwertee bzw.
Ingwerwasser schmeckt dann sehr erfrischend und lindert
Übelkeit und Erbrechen signifikant, wie Studien belegen.
Ein Ingwerextrakt (Zintona, enthält 250 mg pro Kapsel) ist
in Apotheken erhältlich. Die optimale Dosierung beträgt
2 Kapseln, bei Bedarf alle 4–8 Stunden.

- Kortisonpräparate zur Wirksamkeitssteigerung (z. B. Dexamethason, Fortecortin)
▌ psychoonkologische oder psychosoziale Betreuung,
▌ Anleitung zu körperlicher Aktivität

So hilft Ihnen die Komplementärmedizin

Entspannung und Beruhigung: Machen Sie täglich Entspannungsübungen (z. B. autogenes Training, Yoga) oder nehmen abends ein warmes Bad mit beruhigendem Melissen- oder Lavendelöl. Versuchen Sie so weit wie möglich, Stress zu reduzieren und einen regelmäßigen Tag-Nacht-Rhythmus beizubehalten; verzichten Sie auf Alkohol, Koffein und Nikotin. Die genannten Faktoren prägen den »Life Style« vieler Menschen (auch von Krebspatienten) und gehen mit übermäßigen Reizen (z. B. Adrenalinausschüttung, Blutdruckerhöhung, veränderter Herz-Kreislauf- und Darmaktivität) einher, die Übelkeit und Erbrechen hervorrufen und erhalten können.

Neben den beschriebenen Maßnahmen können Sie bei Brechreiz, Übelkeit und Erbrechen auch folgende bewährte pflanzliche Präparate und Tees ausprobieren:

Tee: Trinken Sie Pfefferminztee, wenn Sie ihn mögen. Dieser Tee enthält das ätherische Öl Menthol, das die Nerven der Magenwand beruhigt und Brechreiz und Übelkeit mindern kann. Falls möglich nehmen Sie dazu frische Pfefferminzblätter, die Sie für ca. 5 Minuten in Wasser aufkochen. Sie können natürlich auch fertige Teebeutel verwenden, deren Aufguss ebenso wirksam ist, sich aber geschmacklich unterscheidet.

SO GEHT'S

Was tun bei Erbrechen?

Wenn Sie sich bereits mehrfach erbrochen haben, ist es einerseits wichtig, die verlorene Flüssigkeit wieder aufzunehmen (Mineralwasser, Tee mit Zucker), und andererseits, den Magen mit Schonkost vorsichtig wieder an die Nahrungsaufnahme zu gewöhnen.

▮ Essen und trinken Sie langsam und kauen Sie ausreichend.

▮ Trockene Nahrungsmittel (z. B. Toast, Knäckebrot, Kekse, Salzstangen) sind meist bekömmlicher.

▮ Nach dem Essen in aufrechter Haltung sitzen bleiben oder sich mäßig bewegen.

▮ Tragen Sie lockere Kleidung, die den Bauch nicht einengt.

▮ Günstig sind kalte Getränke sowie das Lutschen von Eiswürfeln.

Baldriantee oder Baldriantropfen haben ebenfalls eine brechreizlindernde Wirkung.

Equizym MCA: Das Gemisch aus Selen, eiweißspaltenden Enzymen aus Ananas und Papaya sowie einem Linseneiweiß (siehe auch S. 66) mildert Übelkeit und Erbrechen während bzw. nach Chemo- und Strahlentherapien. Nehmen Sie dazu 4 Tabletten pro Tag ein (entspricht 300 μg Selen, 4000 FIP Einheiten Enzyme, 20 mg Lektin), am besten auf einmal, denn davor und danach sollten Sie jeweils eine Stunde nichts essen.

Homöopathie: Gegen Erbrechen und Übelkeit können Sie beispielsweise Ipecacuanha D4–D6 oder *Nux vomica* D4–D6 laut Beipackzettel einnehmen.

Mariendistelextrakt: Übelkeit aufgrund von Leber- und Gallenfunktionsstörungen, z. B. nach Chemo- oder Antihormontherapie, kann auch durch Mariendistelextrakt (z. B. Legalon forte, Silymarin; zweimal täglich 140 mg) oder Artischockenextrakt (dreimal täglich 400 mg) gelindert werden.

INFO

- www.krebsinformationsdienst.de/leben/uebelkeit/uebelkeit-index.php

- www.aok.de/bund/tools/medicity/diagnose.php?icd=8051

- Deutsche Krebshilfe: www.krebshilfe.de/haeufige-fragen-faq.html

Erektionsstörung, Impotenz

Unter einer Erektionsstörung (erektile Dysfunktion, Impotenz) versteht man die mangelnde Versteifungsfähigkeit des Penis bzw. die ungenügende Dauer der Versteifung. Sie kann ohne erkennbare Ursache auftreten oder als Folge anderer behandlungsbedürftiger Erkrankungen, meist Diabetes mellitus (Zuckerkrankheit) oder Hypertonie (Bluthochdruck). Mit zunehmendem Alter und abnehmenden Organfunktionen (u.a. der testosteronproduzierenden Drüsen) sind Erektionsstörungen häufiger (ca. 20 % der 65-Jährigen), können aber von fachkompetenten Ärzten erfolgreich behandelt werden. Erektionsstörungen können verschiedene Ursachen haben, z.B. Beeinträchtigungen der Blutversorgung, des Hormonhaushalts, von Nerven und Psyche. Meist liegen einer Erektionsstörung mehrere der genannten Ursachen zugrunde.

Als Therapiefolge können Erektionsstörungen auftreten
- als Nebenwirkung von Medikamenten, z.B. Chemotherapeutika, Betablocker, Cholesterinsenker, Antidepressiva, Diuretika, Hormonen;
- nach Operationen, z.B. Prostatakrebs (bei ca. 50 %, insbesondere bei fortgeschrittenen Stadien, wenn eine nervenerhaltende Operation nicht möglich ist), Dickdarmkrebs, Bauchaorta Aneurysma;
- nach Strahlentherapie, z.B. des Beckens, der Prostata, des Enddarms.

WAS MIR GEHOLFEN HAT

Umgang mit Potenzproblemen

»Nach Abschluss aller Therapie- (Operation, Strahlentherapie) und Rehabilitationsmaßnahmen wegen eines auf
die Prostata beschränkten Karzinoms normalisierte sich
mein körperliches und seelisches Wohlbefinden sehr
schnell. Insbesondere regulierten sich der lästige Stuhl-
und Harndrang, mit belastungsabhängiger Inkontinenz
beim Husten und Heben. Acht Monate nach Abschluss
aller Therapiemaßnahmen rückten schließlich Potenz-
probleme in den Vordergrund. Das ehemals ausgefüllte
Sexualleben mit meiner Frau wurde wegen anhaltender
Impotenz nachhaltig gestört. Mit der Zeit lernten wir neue
wohltuende Praktiken der sexuellen Befriedigung kennen.
Als ich meinen Urologen auf potenzsteigernde Maßnahmen ansprach, empfahl er mir (nachdem er einige
Untersuchungen bzgl. Herz und Kreislauf durchgeführt
hatte) die Einnahme von Viagra. Diese Medikation hat mir
das Gefühl gegeben, dass ich gegensteuern kann, und mit
der Zeit spürte ich auch erste Erfolge. Es dauerte dann
weitere 4–6 Monate, ehe ich (in Kombination mit den neu
erlernten Praktiken) ein befriedigendes Sexualleben
zurückerlangte.«

Therapie

Bei sexueller Erregung bewirken Botenstoffe, dass die Schwell-
körpermuskulatur erschlafft, der Penis sich mit Blut füllt und
aufrichtet. Bei Erektionsstörungen ist dieser Signalweg gestört, kann aber medikamentös korrigiert werden, u. a. durch

die Einnahme von Sildenafil (Viagra), Vardenafil (Levitra, Vianza), Tadalafil (Cialis) oder Yohimbin. Studien belegen, dass der Wirkstoff Sildenafil bei ca. 69 % der männlichen Patienten eine Erektion für die Dauer des Geschlechtsverkehrs ermöglicht. Da die Einnahme von Sildenafil mit schwerwiegenden unerwünschten Arzneimittelnebenwirkungen einhergehen kann (insbesondere bei gleichzeitiger Einnahme von blutdrucksenkenden nitrathaltigen Medikamenten, z. B. Nitrolingual, sowie bei Behandlung mit AIDS-Medikamenten), sollten Sie mit Ihrem Arzt des Vertrauens vorab klären, ob das Präparat für Sie geeignet ist.

Lassen Sie sich von Ihrem Urologen beraten, welche therapeutische Maßnahme für Sie individuell die richtige ist. Immer abgeklärt werden sollten therapiebedürftige Grunderkrankungen (z. B. Diabetes mellitus, Bluthochdruck). Meist verschwinden die Erektionsstörungen bei Normalisierung von Blutzucker oder Blutdruck.

So hilft Ihnen die Komplementärmedizin

Bei Impotenz kann es – begleitend zur ärztlichen Abklärung – hilfreich sein, den Lebensstil zu überdenken und zu verändern. Falls Sie unter starkem Stress stehen, sollten Sie hier gegensteuern und für mehr Ausgleich sorgen, durch freie Zeit, Bewegung und gezielte Entspannungsübungen. Auch die Ernährung spielt eine Rolle: Versuchen Sie, auf eine regelmäßige und ausgewogene Ernährung zu achten, und verzichten möglichst auf Nikotin und Alkohol. Wenn psychosoziale oder seelische Probleme, die zum Beispiel durch die Krebserkrankung bedingt sein können, zu schwer auf Ihnen lasten, kann auch das ein auslösender Faktor für Erektionsstörungen sein. Die psychoonkologische Therapie – im Rahmen Ihrer Krebsbehandlung – oder eine psychotherapeutische Behandlung kann hier hilfreich sein.

Beckenbodentraining: Dies hat einer Studie zufolge (Universität Bristol, England) vergleichbare Verbesserungsraten bei Erektionsstörungen wie Viagra (75 % der Teilnehmer profitieren davon). Die Technik des Beckenbodentrainings ist leicht erlernbar und vielfach beschrieben. Auf S. 130 finden Sie ein Übungsbeispiel.

INFO

- www.impotenz-selbsthilfe.de
- www.dgu.de/erektionsstoerungen

Fieber

Fieber (oder erhöhte Körpertemperatur) ist keine eigenständige Erkrankung, sondern die Reaktion des Körpers auf unterschiedliche Einflüsse, zum Beispiel Krebserkrankungen und deren Behandlungen (Chemo-, Strahlen-, Antibiotika-, Zytokin- oder Wachstumsfaktortherapie), aber auch Infektionen oder Stoffwechselstörungen (z. B. der Schilddrüse).

Unter Chemo- oder Strahlentherapie kann Fieber auftreten u. a.:

- als Reaktion auf eine Infektion, meist Harnwegsinfekt, Lungenentzündung, Wundinfekt
- als Fieber unklarer Herkunft, meist durch nicht diagnostizierte Infektionserreger
- als Reaktion auf den therapiebedingten Krebszellzerfall
- durch die verabreichten Medikamente, z. B. Antikörper, Zytostatika

---

ACHTUNG

Krebspatienten unter Chemo- oder Strahlentherapie sollten bereits erhöhte Temperaturen (> 37,5 °C), dringend aber Fieber (> 38 °C) ihrem behandelnden Onkologen mitteilen, um bei Bedarf rechtzeitig therapeutische Maßnahmen zu ergreifen!

SO GEHT'S

Wadenwickel

Ein Wadenwickel ist eine gute Möglichkeit, den fiebernden Körper zu kühlen. Bereits nach kurzer Zeit stellt sich eine angenehme, kühlende, schmerzlindernde Wirkung ein, und der Körper entspannt sich. Dazu taucht man ein Tuch in körperwarmes Wasser, wringt es aus, wickelt es um die Waden und wickelt ein trocknes Handtuch darum. Nach ca. 10–15 Minuten Tuch erneut nass machen und auflegen. Es handelt sich um eine »Bettanwendung«, d.h. die Behandlung sollte im Liegen erfolgen und sollte über eine Dauer von etwa ein bis zwei Stunden durchgeführt werden.

Fieber signalisiert, dass das körpereigene Abwehrsystem aktiviert wurde und hat demnach eine unterstützende Funktion. Entsprechend der Temperatur (rektal gemessen) unterscheidet man:

▮ erhöhte Temperatur unter 38 °C
▮ mäßiges Fieber bis 38,5 °C
▮ hohes Fieber über 39 °C

Die wichtigsten Fiebersymptome umfassen: Anstieg von Temperatur, Puls, Atemfrequenz, warme, rote Haut, erhöhter Durst, konzentrierter Urin, Schwindel, Unruhe, Verwirrtheitszustände, Müdigkeit, Kraftlosigkeit, Schüttelfrost, Fieberkrämpfe.

Therapie
Neben der Behandlung der zugrunde liegenden Erkrankung erfolgen Flüssigkeitszufuhr, fiebersenkende und schmerzlindernde medikamentöse Therapie (z. B. Paracetamol, Acetylsalicylsäure, Ibuprofen, Metamizol).

So hilft Ihnen die Komplementärmedizin
Fieber deutet darauf hin, dass Ihr körpereigenes Abwehrsystem aktiviert wurde. Fieber als Symptom ist nicht prinzipiell behandlungsbedürftig, sondern kann als »Immuntraining« betrachtet werden, solange es das Allgemeinbefinden nicht zu stark beeinträchtigt. Die Ursache des Fiebers sollte jedoch ärztlich abgeklärt werden.

Kleidung: Bei erhöhter Temperatur oder Fieber sollten Sie atmungsaktive Kleidung tragen und vor allem nachts im Bett einen Wärmestau vermeiden. Ihre Aufenthaltsräume sollten nicht überheizt sein und regelmäßig gelüftet werden.

Trinken: Da man durch die erhöhte Körpertemperatur mehr Flüssigkeit verliert, ist es wichtig, den Flüssigkeitsverlust auszugleichen:

▮ Trinken Sie täglich ca. 3 Liter Mineralwässer oder Tees. Empfehlenswert sind auch mit Wasser verdünnte Fruchtsäfte (z. B. Orangensaft), denen Sie ½ Teelöffel Kochsalz und 5 Teelöffel Traubenzucker zugeben (auf ½ Liter Wasser plus ½ Liter Fruchtsaft).
▮ Die erforderliche Salz- und Elektrolytaufnahme ist auch durch salzhaltige, klare Suppen möglich (insbesondere

klare Hühnersuppe, die einer amerikanischen Untersuchung zufolge Abwehrfunktionen aktivieren und Bakterien abtöten soll). Brottrunk kann die Darmfunktionen stabilisieren und Entzündungsreaktionen abmildern.

▪ Tees, die die Schweißbildung anregen, sind z. B. Lindenblütentee, Holundertee. Das vermehrte Schwitzen wirkt dem Fieber entgegen, indem der Körper durch die »Verdunstungskälte« abgekühlt wird.

▪ Tees, die fiebersenkend wirken, sind z. B. Weidenrindentee *(Salix cortex)* und Mädesüßblütentee.

INFO

▪ Universität Witten-Herdecke: www.patientenleitlinien.de

▪ Universität Düsseldorf:
www.uni-duesseldorf.de/AWMF/II-na/048-008.htm

Geschmacksstörung

Während der Chemotherapie (am häufigsten und intensivsten bei der Verabreichung von Cisplatin, Doxorubicin, Methotrexat sowie Taxanen) klagen viele Betroffene über einen metallischen, bitteren, salzigen oder unangenehmen Geschmack im Mund sowie über eine herabgesetzte Geschmacksfähigkeit bis hin zum vollkommenen Geschmacksverlust. Hervorgerufen werden diese Empfindungen durch die chemotherapiebedingten Veränderungen an der Mundschleimhaut, die meist mit Mundtrockenheit einhergehen. Diese unangenehmen Veränderungen gehen aber in aller Regel nach der Chemotherapie wieder zurück.

So hilft Ihnen die Komplementärmedizin
Damit Sie diese vorübergehende Einschränkung möglichst gut überstehen, sollten Sie bei Geschmacksstörungen nur das essen, was Ihnen schmeckt und was Ihnen auch bekommt, und die Ansprüche, sich gesund ernähren zu müssen, ein wenig zurückschrauben.

TIPP

Das hilft bei Geschmacksstörungen

▪ Berücksichtigen Sie die veränderte geschmackliche Akzeptanz. Die Schwelle für süß ist meist erhöht und die für bitter meist herabgesetzt.

▪ Wenn Sie einen metallischen Geschmack im Mund haben, hilft es möglicherweise, mit Plastikbesteck zu essen.

▪ Bittere oder zitronenhaltige Getränke, Bonbons oder Kaugummi stimulieren den Speichelfluss und können schlechten Geschmack beheben.

▪ Spülen Sie vor dem Essen den Mund mit Wasser aus.

▪ Milde Gewürze wie Basilikum, Rosmarin oder Oregano können hilfreich sein.

▪ Übermäßige Süße oder ein fader Nachgeschmack (z. B. von Trinknahrung) kann durch Zugabe von Zitronensaft gemildert werden.

▪ Marinieren von Fleisch mit Fruchtsäften, Wein, milden Salatdressings oder Sojasoße hilft manchmal.

Haarausfall

Eine besonders belastende Nebenwirkung der Chemotherapie ist der Haarausfall. Die Zytostatika wirken besonders stark auf die Zellen, die sich schnell teilen. Und das
sind neben den Krebszellen eben auch gesunde Körperzellen, wie die Schleimhautzellen und die Haarwurzelzellen. Die
Zellteilung der schnell wachsenden Haarwurzelzellen wird

WAS MIR GEHOLFEN HAT

»Ich besorgte mir schon vor der Chemo eine Perücke«

»Noch vor meiner ersten Chemotherapie besorgte ich mir
von meiner Frauenärztin ein Rezept für eine Perücke. Da
ich auf keinen Fall wollte, dass bereits auf den ersten Blick
zu erkennen ist, dass ich eine Perücke trage, entschied ich
mich für eine Echthaarperücke, die mit meiner Haarfarbe
und Haarlänge übereinstimmte. Von dem Gesamtpreis von
rund 1000 Euro erstattete meine gesetzliche Krankenkasse nur 200 Euro. Zum Glück habe ich aber die 80 %
Restkosten über meine private Krankenzusatzversiche-
rung erstattet bekommen. Mein Tipp: Die Haare zu
verlieren ist für viele Frauen sehr schlimm, denn sie sind
schließlich ein Zeichen der Weiblichkeit. Achten Sie daher
auf eine gut sitzende und gut aussehende Perücke, denn
sie kann dazu beitragen, die Lebensqualität zu stabilisieren bzw. zu erhalten.«

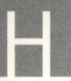

gehemmt, und es kommt zum Haarausfall. Betroffen sind überwiegend die Kopfhaare, es kann aber zum Verlust der gesamten Körperbehaarung kommen.

Das Risiko des Haarausfalls hängt u. a. ab
- von der verabreichten Dosis und
- der Substanzklasse der Zytostatika
    - starker Haarausfall z. B. bei Paclitaxel (Taxol), Docetaxel (Taxotere), Cyclophosphamid (Endoxan), Epirubicin (Farmorubicin); Cisplatin, Hycamtin
    - eher selten bei Xeloda, Avastin

Der Haarausfall tritt meist einige Wochen nach Therapiebeginn auf. Zwei bis sechs Monate nach Beendigung der Therapie (manchmal bereits unter laufender Therapie) wächst das Haar in der Regel nach.

Auch die Strahlentherapie schädigt Haarwurzelzellen. Ob Haare ausfallen, hängt von der Strahlendosis, die direkt auf die Haarwurzeln trifft, ab. Am intensivsten werden die Haarwurzelzellen bei Bestrahlung des Kopfes, z. B. wegen Hirntumor oder Hirnmetastasen, geschädigt. Eine Strahlentherapie an anderen Körperregionen (z. B. Brust, Prostata) hingegen bewirkt keinen Haarausfall am Kopf.

Therapie
Um den Haarwuchs anzuregen bzw. zu unterstützen, wirkt lokal aufgetragenes Minoxidil (Präparate: Regaine 2 % für Frauen; Regaine 5 % für Männer, erhältlich in Apotheken). Bitte führen Sie diese Therapie immer unter Anleitung eines Arztes durch!

Verschiedene Maßnahmen zur Vermeidung des Haarausfalls während der Chemo- und Strahlentherapie wurden
überprüft. Bislang hat keines der im Folgenden genannten
Verfahren nachvollziehbare Wirkung. Sie werden zwar
werbewirksam angepriesen, empfehlenswert sind sie
allerdings nicht:

- Kühlhauben sollen die Durchblutung der Kopfhaut
  während der Chemotherapie verringern und somit die
  Haarwurzelzellen vor dem Zellgift schützen
- zur lokalen Anwendung: Shampoos, Kurspülungen
  und Haarwässer (z. B. Thymu-Skin), kolloidales Nano-
  Silizium DynamSi
- oral einzunehmen: hochdosiertes Vitamin E, Biotin
  (Vitamin H), Bockshorn und Mikronährstoff-Haarkapseln

So hilft Ihnen die Komplementärmedizin

- Wenn Sie sich die Haare bereits vor der Therapie kurz
  schneiden lassen, kann das die seelische Belastung des
  Haarverlusts meist etwas mildern.
- Falls Sie den Haarausfall mit einer Perücke kaschieren wollen, empfiehlt es sich, diese bereits vor Therapiebeginn
  auszusuchen.

Hand-Fuß-Syndrom

Unter Hand-Fuß-Syndrom versteht man schmerzhafte Symptome, die an den Handflächen und Fußsohlen als unerwünschte Nebenwirkung von Chemotherapien (häufig bei z. B. Capecetabin, Xeloda; Docetaxel, Taxotere; Paclitaxel, Taxol; Cyclophosphamid, Endoxan; Fluorouracil; Sunitinib; Sorafenib) auftreten können, z. B. Rötungen, Schwellungen, Schuppungen, Einrisse, Entzündungen, Missempfindungen. Die Schwere kann unterschiedlich ausgeprägt sein und bis zu einer vollkommenen Behinderung von Alltagstätigkeiten führen. Die Ursachen der Entstehung sind bislang unbekannt.

Therapie
Zur Vorbeugung und zur Therapie gehören folgende Maßnahmen:

▌ Tragen Sie regelmäßig fettende, aber umparfümierte und allergenfreie Hautsalben auf (z. B. vaselinehaltige oder lanolinhaltige Salben); ein Tropfen Olivenöl hat den gleichen Effekt.

> **ACHTUNG**
>
> In schweren Fällen kann eine Reduktion der Chemotherapiedosis die Symptome lindern; in ausgeprägten Fällen kann eine Änderung des Chemotherapieschemas notwendig sein.

TIPP

Hand- oder Fußbad mit abgekochtem Leinsamen

Wenn Ihre Hände oder Füße chemotherapiebedingt rissig, gerötet oder entzündet sind, können warme Bäder mit abgekochtem Leinsamen lindernd wirken. Lassen Sie dazu 5 Esslöffel geschroteten Leinsamen ca. 5 Minuten in 2–3 Liter Wasser aufkochen und baden Sie, wenn es etwas abkühlt ist, Ihre Hände oder Füße in der angenehm temperierten Flüssigkeit. Die ausgekochten Eiweißsubstanzen aus dem Leinsamen bilden eine Schutzschicht auf Händen bzw. Füßen und beschleunigen den Heilungsprozess.

Eine Patientin schreibt dazu

»Die Leinsamen-Bade-Aktion habe ich mittlerweile fünfmal durchgeführt und bin überrascht, wie gut das funktioniert. Meine Hand- und Fußsohlen, die ich nicht mehr belasten konnte, weil die Hautschrunden und Hautrisse äußerst schmerzhaft und entzündet waren, haben sich wesentlich gebessert. Ich kann wieder halbwegs unauffällig gehen und mit meinen Händen die Gegenstände des täglichen Lebens (Messer, Gabel, Schere) halten. Ich danke Ihnen herzlich für diesen Tipp aus der ›traditionellen Naturheilkunde‹, er hat mir sehr viel an Lebensqualität zurückgegeben.
Ich habe meiner Onkologin Ihre Hand-Fuß-Bad-Anleitung zukommen lassen. Sie wird sich in der nächsten Zeit sicherlich mit Ihnen in Verbindung setzen, um anderen unter Nebenwirkungen leidenden Patienten mit Ihrem komplementärmedizinischen Rat zur Seite zu stehen.«

- Baumwollhandschuhe und gepolsterte Schuhe schützen vor Verletzungen.
- Belastungen der Handflächen und der Fußsohlen möglichst vermeiden.
- Kalte Hand- und Fußbäder durchführen.
- Bei Bedarf Schmerzmittel oder lokal Kortisonsalbe anwenden.

So hilft Ihnen die Komplementärmedizin

Beugen Sie vor, indem Sie die oben genannten Maßnahmen durchführen, insbesondere wenn bei Ihnen eine Chemotherapie mit z. B. Xeloda, Taxotere, Taxol, Endoxan, 5-Fluorouracil, Sunitinib oder Sorafenib ansteht.

Vitamin B_6 (Pyridoxin) hat in einer kleineren klinischen Studie Wirkung gezeigt, da es die Entstehung des Hand-Fuß-Syndroms verzögern bzw. die Symptome bei bestehender Erkrankung mildern kann. Dazu nimmt man dreimal täglich 50–100 mg Vitamin B_6 ein.

Hanföl ist reich an mehrfach ungesättigten Fettsäuren, u. a. Omega 3- bzw. 6- sowie Linolensäuren, die in der naturheilkundlichen Therapie von Hautekzemen (u. a. bei Neurodermitis) Anwendung finden. In einer klinischen Pilotuntersuchung wurde die Wirkung von Hanföl auf die Ausprägung von Hand-Fuß-Syndrom getestet. Hanföl führte zu einer signifikanten Verbesserung der Hauterscheinungen, was auf das ausgewogene Fettsäuremuster im Hanföl zurückgeführt wurde. Anwendung: Hanföl (Kannabicare Pflegeöl, erhältlich in Apotheken) mehrfach täglich auftragen.

Harninkontinenz

Unter Harninkontinenz (volkstümlich auch Blasenschwäche genannt) versteht man die Unfähigkeit, den Urin in der Blase zu halten. Harninkontinenz geht häufig einher mit Blasenfunktionsstörungen bzw. Entleerungsstörungen, nimmt mit zunehmendem Alter zu und ist eine häufig auftretende unerwünschte Nebenwirkung von Krebsoperationen, z. B. von Prostata-, Eierstock-, Darm-, Nieren- und Blasenkrebs sowie Chemo- und Strahlentherapien.

Die Ursachen der Harninkontinenz umfassen u. a.

▌ Schließmuskelschwäche:
  – bei Frauen u. a. nach Überdehnung des Beckenbodens durch Unterleibskrebse oder deren Operation
  – bei Männern u. a. nach Prostatakrebsbehandlungen (z. B. Prostataoperation oder -bestrahlung)

▌ Absinken des Hormonspiegels, z. B. unter (Anti)Hormontherapien; bewirkt u. a.:
  – Veränderungen an Schleimhäuten (werden trockener, dünner, verletzlicher)
  – Veränderung der Beckenbodenmuskulatur (wird schwächer), wodurch die Blase absinkt und deren »Verschluss« nicht mehr gewährleistet ist

▌ verschiedene Erkrankungen, u. a. Rückenmarks- und Nervenerkrankungen (z. B. Krebs bzw. Metastasen)

Je nach Symptomatik unterscheidet man

■ Belastungs- oder Stressinkontinenz (bei körperlicher Belastung, z. B. Heben, Niesen, Lachen, Tragen),

■ Dranginkontinenz (Harndrang mit Urinverlust bei Unfähigkeit zur willentlichen Urinentleerung),

■ Überlaufinkontinenz (unfreiwilliger tropfenweiser Urinverlust bei stark gefüllter Harnblase, deren Entleerung durch ein Abflusshindernis (meist Prostatavergrößerung) gestört ist.

Therapie

Die Therapie der Harninkontinenz richtet sich nach dem Inkontinenztyp und sollte fachärztlich angeordnet und überwacht werden, z. B. bei

■ **Stressinkontinenz:** Beckenbodentraining eventuell mit Elektrostimulation; operative Wiederherstellung von Beckenbodenfunktion; medikamentös bei geringgradiger Stressinkontinenz;

■ **Dranginkontinenz:** medikamentöse und operative Behandlungsmöglichkeiten;

■ **Überlaufinkontinenz:** Behandlung in Abhängigkeit der zugrunde liegenden Erkrankung.

ACHTUNG

Diverse homöopathische Arzneimittel werden angeboten. Therapieerfolge sind allerdings bislang nicht belegt!

So hilft Ihnen die Komplementärmedizin

▌ Leeren Sie Ihre Blase immer in Ruhe und immer zu bestimmten Zeiten.

▌ Um ein Gefühl für den Schließmuskel zu bekommen, können Sie das Urinieren kurzzeitig unterbrechen.

▌ Über den Tag verteilt trinken, nicht vor dem Schlafen trinken.

▌ Trainieren Sie Ihren Beckenboden. Einfache Übungen dazu finden Sie auf S. 130.

▌ Apotheken, Sanitätshäuser oder Drogerien bieten Hilfsmittel an, die Sicherheit, Unauffälligkeit, Hautschutz und Tragekomfort gewährleisten, um den Alltag trotz Harninkontinenz zu meistern, z. B. Slipeinlagen, Pessare.

INFO

▌ Deutsche Gesellschaft für Urologie:
www.dgu.de/harninkontinenz

SPECIAL

So trainieren Sie Ihren Beckenboden

Wenn Sie an der Prostata operiert wurden, kann es sein, dass Sie den Harn nicht mehr richtig halten können (Harninkontinenz), oder nach einer Darmoperation ergibt sich dieses Problem für den Stuhl (Stuhlinkontinenz). Oft bildet sich diese Störung nach einigen Wochen oder Monaten zurück. Sie kann jedoch auch dauerhaft bestehen bleiben, vor allem wenn man nicht früh genug gegensteuert.

Für die Inkontinenz ist eine schwache Beckenbodenmuskulatur verantwortlich. Wie bei anderen Muskeln bringt Training einiges. Wesentlich ist eine konsequente Beckenbodengymnastik. Gewöhnlich erlernen Sie die Übungen unter Anleitung eines Krankengymnasten und führen sie dann selbstständig aus.

Anleitung

- Suchen Sie sich einen Stuhl mit harter Sitzfläche.
- Setzen Sie sich auf das vordere Drittel.
- Erfassen Sie beidseits Ihre Hüftknochen.
- Kippen Sie nun das Becken vor und zurück. Sie bewegen sich also abwechselnd ins Hohlkreuz und in einen Rundrücken.
- Dabei spüren Sie deutlich die beiden Knochen (Sitzbeinhöcker), auf denen Sie sitzen.
- Kippen Sie das Becken nun nach rechts und links. Wieder spüren Sie die beiden Sitzbeinhöcker.
- Kreisen Sie jetzt mit dem Becken. Innerhalb dieses Kreises befindet sich die Beckenbodenmuskulatur. Es bewegt sich nur das Becken vor und zurück.

▎ Wenn Sie sich jetzt zu dieser Übung z. B. auf ein Kirschkernkissen setzen, spüren Sie Ihren Beckenbodenbereich noch deutlicher. Stellen Sie sich nun vor, dass Sie die Sitzbeinhöcker zusammenziehen und die Kirschkerne durch die Beckenbodenmuskulatur »hochziehen«. Wenn Sie diesen inneren Spannungsaufbau deutlich gespürt haben, sollten Sie dieses Gefühl mit in den Alltag nehmen und ganz bewusst in alltäglichen Situationen einsetzen, wie z. B. beim Heben, Bücken, Husten usw.

▎ Verbleiben Sie in dieser aufrecht sitzenden Position. Bewegen Sie sich mit dem ganzen Oberkörper auf den Sitzknochen vor und zurück und halten Sie den Rücken dabei gerade. Diese Bewegungen kräftigen Ihre Rücken- und Bauchmuskulatur. Wenn Sie jetzt in der Rückwärtsbewegung ganz bewusst ausatmen, stimulieren Sie durch die Spannung des Bauchs und den Sogeffekt des Zwerchfells die Beckenbodenmuskulatur.

▎ Verstärken Sie nun langsam Ihre Vor- und Rückwärtsbewegungen.

▎ In der Rückwärtsbewegung heben Sie nun abwechselnd die Beine vom Boden ab, was die Bauchmuskulatur zusätzlich fordert.

▎ Vergrößern Sie diesen Schwung so weit, bis das Gesäß den Kontakt zu dem Stuhl verliert. Sie können sich zu Beginn mit den Händen auf den Oberschenkeln abstützen. Denken Sie stets daran weiterzuatmen, weil dies den stimulierenden Effekt auf die Beckenbodenmuskulatur ausmacht.

▎ Zur Erholung können Sie sich jetzt hinknien und auf den Unterarmen abstützen. In dieser Position unterstützen Zwerchfell und Schwerkraft deutlich die Bewegung des Beckenbodens.

Der Erfolg stellt sich erst nach 4–6 Wochen intensiven Trainings ein. Sie sollten dafür täglich einige Minuten Zeit erübrigen. Wichtig ist es, dass Sie auch danach konsequent weitertrainieren, denn wie andere Muskeln auch, erschlafft die Beckenbodenmuskulatur wieder, wenn sie nicht eingesetzt wird.

Hautausschlag

Mit Einführung von dosisintensivierten (Hochdosis-) Chemotherapien sowie von kombinierten Behandlungskonzepten (z. B. Chemo- plus Strahlen- plus Antikörpertherapien) ist die Bedeutung von unerwünschten Nebenwirkungen an Haut, Haaren und Nägeln deutlich gestiegen. Praktisch jeder Krebspatient erfährt während seiner Behandlung derartige Nebenwirkungen an der Haut, u. a. Schmerzen, Licht- und Druckempfindlichkeit, Rötung, Ekzembildung, Infektneigung oder allergische Reaktionen. In der Regel haben Zytostatikakombinationen größere Auswirkungen auf Haut und Schleimhäute, Haare oder Nägel als die Gabe von Einzelsubstanzen. Die Nebenwirkungen beruhen u. a. auf der hohen Wachstumsrate von Zellen der Haut und der Hautanhangsgebilde, die durch die zellwachstumshemmenden Zytostatika reversibel (vorübergehend) im Wachstum gehemmt werden. Die Liste der hautschädigenden Krebsmedikationen ist lang und umfasst insbesondere Taxotere (in ca. 75 % der Anwendungen), Taxol, Xeloda, Cisplatin, 5-Fluorouracil, Endoxan, Epirubicin und Methotrexat.

Therapie

Die Therapie des Hautausschlags erfolgt immer ursachenbezogen und bei Bedarf medikamentös (lokal oder systemisch), u. a. mit Vitamin-D-, Salicylsäure- oder Kortisonpräparaten bzw. Retinoiden oder Photo- und Lasertherapie.

TIPP

Nachtkerzenöl

Das Öl kann zur Linderung diverser Hautausschläge (insbesondere Ekzeme) beitragen. Es enthält γ-Linolensäure und ist in Kapselform zum Einnehmen oder als Öl zur äußeren Anwendung erhältlich.

So hilft Ihnen die Komplementärmedizin

Zunächst sollte die Ursache und die Notwendigkeit einer spezifischen Therapie ärztlich abgeklärt werden. Allgemein ist es wichtig, auf eine ausgewogene Ernährung zu achten und unverträgliche Lebensmittel zu meiden. Auch körperliche Aktivität, psychisches Wohlbefinden und Schutz vor Infektionen sind wichtige Faktoren, die zur Hautgesundheit beitragen.

Natriumselenit: Dies ist in Trinkampullen erhältlich, z. B. Cefasel, selenase, selen-loges, Seltrans; allerdings trinken Sie die Flüssigkeit bei Hautausschlag nicht, sondern tupfen sie mehrmals täglich mit einem Wattetupfer auf die befallenen Körperregionen. Die antioxidative Wirkung des Selens hemmt den Entzündungsprozess und trägt zum schnelleren Abheilen der Hautausschläge bei.

Brottrunk: Um freie Radikale zu bekämpfen, die die Hautausschläge auslösen bzw. aufrechterhalten, können Sie Brottrunk, der u. a. unter Darmentzündung (siehe S. 90) schon ausführlich beschrieben wurde, entweder täglich trinken (zweimal 100–200 ml pro Tag) oder die betroffene Körperregion mehrmals täglich damit einreiben.

Eberraute-Tee: Das Gleiche gilt für den Eberraute-Tee (siehe Abwehrschwäche, S. 26, Allergie, S. 41); die pflanzlichen Inhaltsstoffe hemmen die Histaminausschüttung und wirken allergischen Beschwerden entgegen. Bei allergischen Hautausschlägen sollten Sie morgens und abends eine Tasse davon trinken.

Kolostrum-Extrakt: Bei allergischen Hautausschlägen ist auch der schon mehrfach beschriebene Kolostrum-Extrakt zu empfehlen (siehe Abwehrschwäche, S. 30, Allergie, S. 41), da es ein Eiweiß (PRP) enthält, das die Zellmembranen von Mastzellen stabilisiert und die Freisetzung des allergieauslösenden Histamins blockiert. Die optimale Dosierung von LacVital, LacRepar oder Repalac beträgt zweimal täglich 10 ml (1 Messbecher) bzw. 2 Kapseln.

Probiotika: Bakterien bzw. Bakterienprodukte, z. B. Lactobazillen, Bifidobakterien oder *E. coli*, können das in der Haut und in der Schleimhaut ansässige Abwehrsystem aktivieren und Hautausschläge (insbesondere Ekzeme) lindern. Probiotika sind in Joghurt bzw. Sauermilchprodukten enthalten oder als Arzneimittel (z. B. Symbiolact, Symbioflor, Mutaflor, Omniflor) erhältlich.

Heiserkeit

In der Regel stellt Heiserkeit – also eine raue, belegte oder krächzende Stimme – keinen Anlass zur Besorgnis dar. Sie tritt meist im Gefolge von Erkältungskrankheiten auf und verschwindet mit Besserung der Erkältungsbeschwerden. Oder man hat die Stimmbänder durch lautes Reden oder Schreien überanstrengt. Aber auch Tumore der Stimmbänder (gutartige, z. B. Polypen, Papillome, oder bösartige, z. B. Stimmbandkarzinom) können sich durch Heiserkeit bemerkbar machen.

Therapie

Die Therapie richtet sich nach den Symptomen und umfasst insbesondere die Schonung der Stimme. Länger andauernde oder mit Schmerzen verbundene Heiserkeit sollte immer von einem Arzt abgeklärt werden.

So hilft Ihnen die Komplementärmedizin

- Das Wichtigste ist natürlich, die angegriffene Stimme zu schonen und wenig bzw. nicht zu sprechen.
- Verzichten Sie nach Möglichkeit aufs Rauchen und meiden Sie verrauchte Räume.
- Besonders im Winter bei trockener Heizungsluft ist es wichtig, für eine ausreichende Luftfeuchtigkeit zu sorgen, beispielsweise durch regelmäßiges Lüften und Befeuchten der Raumluft.

SO GEHT'S

Quarkwickel

Es handelt sich um ein altes Hausrezept, das aber tatsächlich kühlend, abschwellend und entzündungshemmend wirkt. Die Wirkung beruht einerseits auf stoffwechselaktiven Inhaltstoffen des Quarks (z. B. Enzyme, Milchsäure) sowie auf dem erzielten Temperaturunterschied, der einen sogenannten »Kapillareffekt« erzeugt. Einer Hypothese entsprechend werden durch den »Kapillareffekt« Krankheitsstoffe über die Haut aus dem Körper entfernt.

Verteilen Sie gewöhnlichen, kühlen (aber nicht direkt aus dem Kühlschrank entnommenen) Speisequark gleichmäßig fingerdick auf ein Leinen- oder Baumwolltuch und legen es mit der Quarkseite um den Hals. Umwickeln Sie das Tuch mit einem Wollschal oder Tuch und lassen den Quark 30–60 Minuten einwirken. Der Wickel kann bei Bedarf mehrmals täglich erneuert werden. Quarkwickel nicht auf Schürf- oder offene Wunden aufbringen.

▮ Heiße Getränke, z. B. Tee oder Milch mit Honig, werden meist als wohltuend empfunden und lösen die Verschleimung.

▮ Trinken Sie Brombeersaft (oder andere rote Säfte); der rote Farbstoff wirkt stark antioxidativ, das heißt, er neutralisiert freie Radikale, die Entzündungen aufrechterhalten.

▮ Die Speichelproduktion können Sie z. B. mit Zitronenbonbons oder Isländisch-Moos-Pastillen anregen.

▮ Inhalieren Sie: Geben Sie dazu Kamillenessenz oder Kochsalz in kochendes Wasser und halten den Kopf, den Sie mit einem Handtuch bedecken, über das dampfende Gefäß, um ca. 10–15 Minuten zu inhalieren.

Herpesinfektion

Herpesviren sind weltweit verbreitet, etwa 85–90 % der Weltbevölkerung sind infiziert. Die Viren bleiben nach Erstinfektion lebenslang im Körper (in Zellen des Zentralnervensystems), sodass es zum wiederholten Ausbruch einer Herpesinfektion kommen kann. Die wichtigsten Erreger sind: *Herpes simplex* Typ 1 (Lippenherpes), *Herpes simplex* Typ 2 (Genitalherpes) sowie Varizellenviren (bei Erstbefall Windpocken, bei wiederholtem Befall Gürtelrose).

Ist das Immunsystem geschwächt, beispielsweise durch eine Krebserkrankung oder Krebstherapie (siehe Abwehrschwäche, S. 22), Stress oder Hormonschwankungen, kann es zur Reinfektion kommen, bei der sich flüssigkeitsgefüllte Bläschen an den Lippen oder im Genitalbereich zeigen. Die Flüssigkeit in den Bläschen enthält die Herpesviren, ist also ansteckend.

Therapie
Eine medikamentöse Therapie ist meist nicht erforderlich. Bei schwer verlaufenden Infekten hat sich die (lokale oder systemische) Behandlung mit Virostatika (z. B. Aciclovir, Valaciclovir, Penciclovir) bewährt. Die medikamentöse Therapie sollte immer durch einen Arzt eingeleitet und überwacht werden.

Zink

Zink ist ein Spurenelement und aktiviert Abwehrzellen gegen Infektionserreger, u. a. Herpesviren, und kann den Heilungsprozess unterstützen, z. B. Zinkorotat Tabletten: 10–20 mg pro Tag.
Zinksulfatsalbe und Extrakt der Zitronenmelisse haben milde desinfizierende Inhaltsstoffe (z. B. ätherische Öle, Gerbstoffe, Bitterstoffe, Zink) und können die Symptomatik von Lippenherpesinfektionen mildern.

So hilft Ihnen die Komplementärmedizin

Bei Herpesbläschen ist es einerseits wichtig, die Abwehrschwäche zu überwinden und das Immunsystem zu stärken, andererseits sollte die lokale Entzündung, Bläschenbildung und Rötung möglichst schnell abheilen. Dazu gibt es verschiedene innerlich und äußerlich anzuwendende Methoden, von denen einige schon bei der Abwehrschwäche ausführlich beschrieben wurden.

Eberraute-Tee: Das ist ein pflanzliches Heilmittel, das traditionell zur Vorbeugung und Therapie von Infektionen mit *Herpes simplex*-Viren angewendet wird. Solange Herpesbläschen vorhanden und symptomatisch sind, trinken Sie morgens und abends eine Tasse Eberraute-Tee (siehe Abwehrschwäche, S. 26).

Kolostrum-Extrakt: Der Extrakt wirkt entzündlichen Hauterkrankungen, u. a. durch Herpesinfektionen, entgegen (siehe

> **TIPP**
>
> ### Teebaumöl
>
> Teebaumöl ist ein traditionelles Heilmittel aus Australien. Die Ureinwohner wendeten den Sud aus Blättern des Teebaums (gehört zur Familie der Myrtengewächse) gegen Wund- und Hautprobleme an. Reines Teebaumöl (aus ökologischem Anbau) ist eine klare bis leicht gelbliche Flüssigkeit mit einem würzigen, aber gewöhnungsbedürftigen Geruch. Die Wirksubstanzen im Teebaumöl sind u. a. ätherische Öle, die entzündungshemmend und wundheilend wirken. Lokal angewendet (mehrmals täglich mit Wattestäbchen aufgetragen) kann Teebaumöl die Heilung von Lippenherpes beschleunigen.
> Allergische Reaktionen auf Teebaumöl sind möglich. Daher sollte vor dessen Anwendung an den Lippen ein Tropfen auf die Haut gegeben werden, um eine eventuelle allergische Reaktionsbereitschaft zu erkennen. Augen und Schleimhäute müssen unbedingt vor dem Kontakt mit Teebaumöl geschützt werden!

Abwehrschwäche, S. 30). Die optimale Dosierung von Lac-Vital, LacRepar oder Repalac: zweimal täglich 10 ml (1 Messbecher) bzw. 2 Kapseln.

Natriumselenit: Tupfen Sie die Flüssigkeit mehrmals täglich auf die Herpesbläschen. Die antioxidative Wirkung des Selens hemmt den Entzündungsprozess (siehe S. 133).

Hitzewallungen

Unter einer Hitzewallung versteht man ein Gefühl plötzlich auftretender Hitze (oft begleitet von Rötung und Unwohlsein). Meist dauern Hitzewallungen wenige Minuten und können mit Schweißausbruch und anschließendem Frösteln einhergehen. Sie können plötzlich und unerwartet auftreten oder sich durch Kribbeln in Armen und Beinen bzw. durch eine Erregung ankündigen.

Ursache der Hitzewallungen sind überwiegend Störungen der östrogenabhängigen Wärmeregulation im Gehirn. Sinkt der Östrogenspiegel, werden die Blutgefäße erweitert, sodass

ACHTUNG

Liegt bei Ihnen ein hormonrezeptorpositiver Krebs vor, was insbesondere bei Brust- und Eierstockskrebs, aber auch bei Prostatakrebs der Fall sein könnte, sollte jede Art der Hormontherapie (insbesondere auch Phytohormontherapie) ausschließlich bedarfsangepasst und nur in Absprache und unter Kontrolle Ihres behandelnden Arztes erfolgen! Hormonrezeptorpositive Krebszellen benötigen Hormone (u. a. Östrogen, Gestagen, Testosteron), um wachsen zu können. Daher ist jedwede Hormontherapie (insbesondere auch mittels Phytoöstrogenen) mit der Gefahr verbunden, das Wachstum der hormonrezeptorpositiven Krebszellen anzuregen.

mehr Blut durch die Haut fließen kann. Dies wird als Hitze-schub empfunden. Schwankungen bzw. Veränderungen im Hormonspiegel treten natürlicherweise in den Wechseljahren (mit nachlassender Funktion der Eierstöcke) auf, oder sie ent-stehen im Gefolge von Krebstherapien, z. B. Chemo-, Strah-len- und insbesondere Antihormontherapien (durch thera-piebedingte Hemmung der Eierstocksfunktion, insbesondere der Hormonbildung und -freisetzung).

Therapie

Hitzewallungen können die Lebensqualität massiv beein-trächtigen. Falls das bei Ihnen der Fall sein sollte, lassen Sie sich frauenärztlich beraten und behandeln, zum Beispiel durch Hormonersatztherapie oder durch Pflanzenextrakte, die Phytoöstrogene, also östrogenähnliche, pflanzliche Sub-stanzen enthalten.

So hilft Ihnen die Komplementärmedizin

Ohne Einschränkungen empfehlenswert, insbesondere auch für Frauen, die wegen eines hormonrezeptorpositiven Kreb-ses behandelt werden bzw. erfolgreich behandelt wurden, sind folgende Maßnahmen:

- Zweckmäßige Kleidung tragen, u. a. Funktionskleidung, darüber Baumwolle oder Leinen.
- Kühlung verschaffen, u. a. durch frische Luft, kalte Ge-tränke, Eiswürfel, Luftfächer.
- Auslöser für Hitzewallungen meiden, u. a. Stress, Alkohol, Kaffee, Tabak und Gewürze.

TIPP

Für wen sind Phytoöstrogene und Isoflavone geeignet?

Für gesunde Frauen in den Wechseljahren bzw. Frauen, die an einem hormonrezeptornegativen Krebs leiden bzw. deswegen erfolgreich behandelt wurden, können phytoöstrogenhaltige Extrakte aus Rotklee, Traubensilberkerze und Soja sowie isoflavonhaltige Nahrungsergänzungsmittel bei Hitzewallungen hilfreich sein. Ihre Einnahme sollte aber immer individuell erfolgen und mit dem betreuenden Frauenarzt abgesprochen werden. Entsprechende Präparate sind in Apotheken, Drogeriemärkten und Supermärkten erhältlich.

▮ Sport treiben bzw. körperlich aktiv sein, das reduziert Stress und stabilisiert die Durchblutung.

▮ Entspannungsübungen zur Stressreduktion machen, u. a. Yoga, Tai Chi oder Körpergymnastik.

▮ Ernährungsumstellung, u. a. pflanzliche Öle in den Speiseplan aufnehmen.

▮ Salbeiextrakt (z. B. Sweatosan; Dosierung: dreimal täglich 100–150 mg) oder Salbeitee, enthalten kein Phytoöstrogen, haben aber einen direkt hemmenden Einfluss auf Schweißdrüsen und können deren Tätigkeit reduzieren.

Husten

Man unterscheidet trockenen Reizhusten, der als Reaktion auf Rauch, Staub, Allergene, Medikamente sowie als Ausdruck von Erkrankungen wie Krebs (oder deren Therapie) entstehen kann, und schleimproduzierenden Husten im Gefolge eines grippalen Infekts (Erkältung) oder einer Bronchitis, der meist mit Schnupfen, Heiserkeit, Halsschmerzen oder Fieber einhergeht. Im Zusammenhang mit Krebserkrankungen tritt Husten auf, wenn der Krebs (z. B. Lungen-, Kehlkopf-, Speiseröhrenkrebs) oder dessen Metastasen (u. a. bei Brust-, Prostata-, Nieren-, Darmkrebs) Bronchien, Lunge oder Gehirn befallen haben. Krebstherapien (z. B. Chemo-, Antikörper- und insbesondere Strahlentherapien, die die Lunge im Strahlenfeld haben) können Husten hervorrufen, da therapiebedingt Entzündungen, Verwachsungen, Verklebungen durch Zelluntergang in der Lunge oder aber eine Aktivierung des Hustenzentrums im Gehirn erfolgen kann.

Therapie
Das Symptom Husten sollte ärztlich abgeklärt werden, wenn

▮ der Husten länger als zwei Wochen andauert, ohne Besserung;
▮ Atembeschwerden oder hohes Fieber hinzukommen (Verdacht auf Lungenentzündung);
▮ blutiger Auswurf auftritt;
▮ Verdacht auf Keuchhusten oder Asthma besteht;

- abwehrgeschwächte oder alte Menschen sowie Säuglinge oder Schwangere betroffen sind;
- wenn eine Krebserkrankung vorliegt, die mit Lungenbeteiligung einhergeht bzw. bei Krebstherapien (z. B. Strahlentherapie, wenn die Lunge im Strahlenfeld liegt, sowie bei Chemotherapien, die zu Entzündungen durch Zelluntergang oder Abwehrschwäche führen).

Bei Bedarf und auf ärztliche Anordnung: schleimlösende (z. B. Acetylcystein, Ambroxol), schmerzstillende (z. B. Paracetamol, Acetylsalicylsäure, Ibuprofen) oder hustenstillende (z. B. Codein) Medikamente einnehmen.

So hilft Ihnen die Komplementärmedizin

Hilfreiche Maßnahmen bei schleimproduzierendem Husten wurden bereits unter dem Stichwort Bronchitis auf S. 86 beschrieben. Bei trockenem Reizhusten ist die Dämpfung des Hustens angezeigt, da keine größeren Mengen Sekret produziert werden, die abgehustet werden sollten. Dies kann erreicht werden mit:

- Lutschbonbons mit ätherischen Ölen: Menthol, Eukalyptus oder Salbei beispielsweise wirken hustenstillend, krampflösend und desinfizierend.
- Lutschbonbons mit Isländisch Moos überziehen die Schleimhaut mit einem Schutzfilm und wirken hustenstillend.
- Efeusirup oder Efeuextrakttabletten (Prospan). Die Wirkung von Efeuextrakt und -sirup wird durch Saponine hervorgerufen, die u. a. zähen, hustenauslösenden Schleim

> **ACHTUNG**
>
> Die Kombination von schleimlösenden und hustenstil-
> lenden Maßnahmen ist nicht sinnvoll, da der gelöste
> Schleim durch die Dämpfung des Hustens nicht abgehustet
> werden kann.

verflüssigen (der dann leichter abgehustet werden kann)
und die Bronchien erweitern. Klinische Studien belegen
die hustenstillende Wirksamkeit von Efeuextrakten und
-sirup.

- Warme Brustwickel: Ein feuchtwarmes (ca. 40–42 °C) Lei-
nentuch um die Brust wickeln. Darüber ein Baumwolltuch
und ca. 30 Minuten (bzw. solange es als warm empfunden
wird) belassen.

Juckreiz

Juckreiz ist keine eigenständige Erkrankung, sondern ein Symptom. Er entsteht meist in der Haut, aber auch entlang von Nervenfasern, im Gehirn oder psychogen (gesteuert über die Psyche). Die Ursachen für Juckreiz sind meist nicht eindeutig nachweisbar. In Betracht kommen u. a.:

- Krebserkrankungen (insbesondere Leukämien, Lymphome aber auch andere Krebse)
- Krebstherapien u. a.
  - Zytostatika: Docetaxel, Epirubicin, Gemcitabin, 5-Fluorouracil, Methotrexat, Temozolomid
  - Schmerzmittel: Opiate
  - Antihormontherapie: Tamoxifen, Aromatasehemmer sowie
  - Strahlentherapie
- sogenannte paraneoplastische Syndrome (Symptome, die von Tumoren selbst oder durch deren Stoffwechsel- bzw. Zerfallsprodukte hervorgerufen werden)
- Verlegung der Abflusswege bei Leber- oder Nierenerkrankungen, die durch einen Tumor oder Metastasen, aber auch nicht tumorös entstanden sein können, mit Rückstau von Gallenflüssigkeit oder Urin
- trockene Haut und deren Folgeerscheinungen (Schuppung, Rötung, Einrisse, Entzündung)
- Mangelerscheinungen (Eisenmangelanämie)

> **TIPP**
>
> ## Naturheilverfahren
>
> Die klassischen Naturheilverfahren (Wasseranwendungen, Bewegungstherapie, Ernährungstherapie, Entspannungs-verfahren) sowie weitere unterstützende Verfahren (Psychotherapie, Akupunktur, Massagen, Bewegungs- bzw. Mineralsalzbäder) sind individuell empfehlenswert und können eventuell den Juckreiz lindern.

Therapie

Vorrangig ist immer die Behandlung einer eventuellen Grunderkrankung, inklusive Ernährungsoptimierung, Haut-pflege, psychologischer Betreuung sowie medikamentöser Behandlung von hartnäckigem Juckreiz mit Kortisonpräpa-raten oder Antihistaminika (z. B. Cimetidin).

So hilft Ihnen die Komplementärmedizin

▌ Bevorzugen Sie luftige, kühlende Kleidung (aus Leinen, Seide oder Baumwolle), da Hitze den Juckreiz meist ver-stärkt.

▌ Lassen Sie die Haut nicht austrocknen, empfehlenswert sind rückfettende Seifen und Badezusätze sowie nicht aller-gisierende fetthaltige Salben (vaseline- oder lanolinhaltig).

▌ Verwenden Sie für die Hautpflege Seifen, Lotionen und Cremes ohne Parfüm oder Deodorantzusätze.

▌ Kühlung der betroffenen Körperregion kann Linderung verschaffen.

J

▮ Ringelblumensalbe *(Calendula officinalis)* mehrmals täglich auf die betroffenen Hautbereiche auftragen.

▮ Lichttherapie mit UVB-Strahlen (Phototherapie) kann juckreizlindernd wirken.

INFO

▮ Hautklinik der Universität Münster:
www.juckreiz-informationen.de

▮ www.1-krebs.de/schmerztherapie

▮ www.swisscancer.ch/broschueren/pdf/1020.pdf

Karies

Karies ist eine Infektionskrankheit der Zähne, die durch Bakterien ausgelöst wird. Die Bakterien, insbesondere *Streptococcus mutans*, bleiben an den Zahnoberflächen haften und können durch ihre sauren Stoffwechselprodukte den Zahnschmelz schädigen. Karies ist die häufigste Infektionskrankheit weltweit, von der ca. 90 % der Bevölkerung betroffen sind. Die Ursachen der Entstehung sind bekannt und umfassen u. a.:

■ ererbte Faktoren, wie Mineralqualität der Zähne, Speichelmenge und -zusammensetzung;

■ individuelle, veränderbare Faktoren, wie beispielsweise ungenügende Mundhygiene, die zur Bildung von Zahnbelag (Plaque) führt sowie Ernährungsgewohnheiten (viel Zucker und zuckerhaltige Speisen);

■ auch Krebstherapien können zur Kariesentstehung beitragen, insbesondere eine Strahlentherapie des Mund- und Rachenraums sowie Chemotherapien:

– Sie hemmen das Wachstum der Schleimhautzellen, was den Speichelfluss reduziert bzw. zum Versiegen bringt. Damit entfällt die wichtige Spülfunktion.

ACHTUNG

Vor Beginn von Chemo- oder Strahlentherapien sollten kariesbefallene Zähne saniert werden, um eine unkontrollierbare Weiterentwicklung zu unterbinden.

Zahngesunde Ernährung

Auch durch Ihre Ernährung können Sie zur Zahngesundheit beitragen bzw. bei falscher Ernährung dem Kariesbefall Vorschub leisten:

▌ Eine ausreichende Versorgung mit Vitaminen, Spurenelementen und Mineralstoffen ist wichtig für die Zahngesundheit. Achten Sie also auf eine ausgewogene, vollwertige Ernährung.
▌ Wenn Sie feste Nahrung kauen, z. B. rohe Möhren oder andere Rohkost, werden dabei die Zähne gereinigt. Die feste Nahrung bewirkt eine mechanische Reinigung sowie sinnvollen Zahnabrieb, und das intensive Kauen sorgt für reichlichen Speichelfluss, was ebenfalls zur Reinigung beiträgt.
▌ Zuckerhaltige Nahrungsmittel sollten Sie reduzieren, sowohl was die Verzehrmenge, die -häufigkeit als auch den -zeitraum angeht.

– Sie schwächen die Abwehr, was u. a. eine bakterielle Fehlbesiedlung der Schleimhäute (z. B. mit kariesauslösenden Bakterien) fördert.

Therapie
▌ Eine zahnärztliche Begutachtung und Behandlung von Karies umfasst die Entfernung des Kariesherdes, meist mittels Bohrer und Auffüllung des Defektes mit Füllmaterial.

■ Eine regelmäßige professionelle Zahnreinigung reduziert den Zahnbelag und ist eine effektive Vorbeugemaßnahme.

So hilft Ihnen die Komplementärmedizin

Wenn Ihre Zähne zu Kariesbefall neigen, sollten Sie die Maßnahmen zur Mundhygiene verbessern:

■ Reinigen Sie regelmäßig Ihre Zähne: am besten nach jedem Essen, aber mindestens morgens und abends.
■ Wenden Sie die richtige Putztechnik an (beim Zahnarzt erfragen oder nachlesen unter: www.onmeda.de).
■ Besprechen Sie die Art der Zahnbürste, deren Härte und die Wahl der Zahnpasta bitte mit dem Zahnarzt und denken daran, die Bürste regelmäßig (ca. alle 4 Wochen) zu wechseln.
■ Regelmäßig Anwendung von Zahnseide bzw. Zahnzwischenraumbürsten sowie regelmäßige Mundspülungen sollten ebenfalls zum Standardprogramm der Mundhygiene gehören.

Tee: Eine 2008 veröffentlichte Studie der Zahnklinik der Universität Illinois, USA, zeigte, dass regelmäßiges Trinken von Tee (schwarzer oder grüner Tee; mehrmals täglich eine Tasse) vor Karies schützen kann. Das enthaltene Catechin ist ein Gerbstoff, der den Stoffwechsel der kariogenen Bakterien *(Streptococcus mutans)* hemmt. Empfehlenswert wäre demnach, regelmäßig Tee zu trinken oder den Mund mit Tee zu spülen.

Konzentrationsschwäche

Krebsstandardtherapien, insbesondere Chemo-, Strahlen- und Antihormontherapien, können zu Gedächtnis- und Aufmerksamkeitsstörungen, Konzentrationsschwäche, Wortfindungsschwierigkeit, Lernschwierigkeiten sowie Problemen bei der Bewältigung alltäglicher Verrichtungen führen. Viele Patienten nehmen diese Symptome während der Therapie wahr und sind verunsichert. Meist verschwinden diese »kognitiven Defizite« innerhalb weniger Wochen bis Monate. In Ausnahmefällen können sie allerdings mehrere Jahre bestehen bleiben.

SO GEHT'S

So bleiben Sie konzentriert

Ihre Konzentration verbessern können Sie, indem Sie:

- regelmäßige Ruhe- und Schlafphasen einhalten,
- Aufgaben in kleineren Teilschritten erledigen,
- körperliche Aktivitäten in die Alltagsprozesse einbauen,
- die Aufgaben wechseln, statt lang andauernder einseitiger Betätigung,
- tageszeitliche Schwankungen der Konzentrationsfähigkeit berücksichtigen,
- sich Notizen machen bezüglich Einkäufen, Erledigungen, Verabredungen, Symptomen etc.

Die genauen Ursachen sind bislang nicht bekannt. Diskutiert werden neben den therapiebedingten hormonellen Änderungen und Blutarmut (Anämie), Stress, Angst, depressive Stimmungslage, Müdigkeitssyndrom (Fatigue) sowie Schlafstörungen.

Therapie

Da die genauen Ursachen für Aufmerksamkeits- bzw. Konzentrationsstörungen im Gefolge von Krebsstandardtherapien bislang nicht hinreichend bekannt sind, ist eine gezielte medikamentöse Behandlung nicht möglich.

So hilft Ihnen die Komplementärmedizin

Es gibt verschiedene Maßnahmen, mit denen Sie Ihre Konzentration und Ihr Gedächtnis verbessern bzw. mit einer eingeschränkten Konzentrationsfähigkeit leichter umgehen können:

▪ Nehmen Sie die Konzentration bewusst wahr und achten darauf, wann und wodurch Sie abgelenkt werden, um die Ablenkungen nach Möglichkeit abzustellen.
▪ Wenn die Konzentration nachlässt, gönnen Sie sich eine Pause!
▪ Trainieren Sie Ihre Konzentration, z. B. durch Denksportaufgaben oder Kreuzworträtsel, aber auch durch soziale Kontakte und Gespräche mit Angehörigen, Freunden und Arbeitskollegen.
▪ Psychoonkologische oder psychosoziale Begleitung kann Ihnen dabei helfen, individuelle Probleme zu erkennen

TIPP

Ginkgo-Extrakt

Ginkgo biloba-Extrakt (Tebonin, Ginkobil ratiopharm, Ginkgo Sandoz) verbessert die Durchblutung des Gehirns und ist wirksamkeitsgeprüft zur Behandlung von Demenzerkrankungen, Gedächtnis- und Konzentrationsstörungen. Angewendet wird Ginkgo-Extrakt zur symptomatischen Behandlung von hirnorganisch bedingten Leistungsstörungen im Rahmen eines therapeutischen Gesamtkonzepts. Die empfohlene Tagesmenge beträgt 120–140 mg. Mit Arzneimitteln, die die Blutgerinnung hemmen, können Wechselwirkungen auftreten. Ginkgo-Extrakt sollte daher nur in Absprache mit dem behandelnden Arzt eingenommen werden.

und Abwehrstrategien zu erlernen sowie zu planen, wie Sie das tägliche Leben leichter bewältigen können.

▌ Vermeiden Sie verbissenes Üben! Denn Stress schwächt die Konzentrationsfähigkeit.

K

Krampfadern

Unter Krampfadern (Varizen) versteht man krankhaft erweiterte Venen, das sind die Blutgefäße, die das Blut zum Herzen zurücktransportieren. Krampfadern bewirken einen Blutstau, der zu Mangelversorgung, gestörtem Abtransport von Schadstoffen und somit zur Gewebeschädigung führt.

Ursachen für die Entstehung von Krampfadern im Gefolge einer Krebserkrankung sind u. a.:

▌ angeborene oder chemo- bzw. strahlentherapiebedingte Bindegewebsschwäche, insbesondere der Venenwände;

▌ Thrombosen (insbesondere tiefe Beinvenenthrombose; Blutgerinnsel in der Vene), die zu Rückstau in die oberflächlichen Beinvenen führen. Thrombosen können durch den Krebs bedingt sein (als sogenannte paraneoplastische Syndrome, siehe S. 147) sowie durch therapiebedingte Gerinnungsstörungen oder durch Druck auf Venen (z. B. durch Krebs oder Metastase) entstehen.

Unterschieden werden äußere (bzw. oberflächliche) Krampfadern (z. B. »Besenreiser«, sichtbare, kleine blaurote Blutge-

---

ACHTUNG

Verfahren mit zweifelhaftem Unbedenklichkeits- bzw. Wirksamkeitsnachweis sind u. a. Blutegeltherapie, Homöopathie und Bioresonanztherapie.

Rosskastanie

Die Wirkstoffe der Rosskastanie (z. B. Aescin) sind hinsichtlich ihrer Fähigkeit, Venenwände zu stabilisieren (abzudichten), gut erforscht. Dies hat u. a. einen Einfluss auf die Funktionsfähigkeit der Venen und kann Krampfadern lindern bzw. reduzieren. Rosskastanienextrakte (optimale Dosierung: zweimal täglich 50 mg Aescin) bzw. Rosskastaniensalben (zwei- bis dreimal täglich auftragen) mit therapierelevanter Aescinkonzentration sind in Apotheken erhältlich.

fäße; krankhaft erweiterte und gewundene Venen, meist an den Beinen) und innere Krampfadern (z. B. in der Speiseröhre bei Leberzirrhose bzw. -krebs).

Therapie

Die Therapie von Krampfadern sollte immer durch Fachärzte erfolgen! Sie umfasst als nicht operative Verfahren Kompressions- oder Stützmaßnahmen, Verödung sowie die medikamentöse Anwendung von Heparinsalben (z. B. Heparin-ratiopharm, Exhirud, Hepathrombin). Operativ können Venen entfernt werden, in schweren Fällen auch weiträumig (z. B. vom Knöchel bis zur Leiste).

Eine Krampfadertherapie ist nicht ausschließlich aus kosmetischen Gründen anzuraten, da schmerzhafte und gefährliche Folgekrankheiten, z. B. Thromboembolie (Blutgerinnselbildung, dessen Lösen und Abtransport zum lebensbedrohlichen Gefäßverschluss führen kann) oder offene Beine (Ulcus cruris) möglich sind.

So hilft Ihnen die Komplementärmedizin

Lebensstilverbessernde Maßnahmen wie Ernährungsoptimierung mit Gewichtsreduktion (bei Übergewicht), regelmäßige körperliche Aktivität, Reduktion von Genussmitteln, insbesondere Nikotin und Koffein, sind die Basis.

Kneipp'sche Verfahren: Wassertreten (drei- bis fünfmal die Füße ca. 30 Sekunden in kaltes Leitungswasser eintauchen; Wasser verlassen, um Füße wieder zu erwärmen. Nach dem Wassertreten Wasser abstreifen, nicht abtrocknen; anschließend Bewegung zur Erwärmung); Abduschen der Beine mit leitungskaltem Wasser sowie warme und kalte Wechselduschen haben sich als gefäßstabilisierende Maßnahmen erwiesen.

Achtung: Von Krampfadern befallene Körperregionen sollten Sie nicht massieren! Es besteht die Gefahr, dass sie Blutgerinnsel enthalten, die sich lösen können und als Thrombose zu lebensbedrohlichen Gefäßverschlüssen in anderen Organen führen können.

Leberbeschwerden

Die Leber ist die größte Drüse des menschlichen Körpers und hat vielfältige Aufgaben im Stoffwechsel, u. a. Aufbau von Eiweißen (z. B. Gerinnungsfaktoren, Immunglobulinen), Verwertung von Nahrungsbestandteilen aus dem Darm (z. B. Zucker, Vitamine), Abbau und Ausscheidung von Stoffwechselprodukten, Giftstoffen und Medikamenten. Insbesondere Medikamente, die im Rahmen der Krebsbehandlung verabreicht werden (Chemo-, Hormon- bzw. Antihormonsowie Antikörpertherapie sowie Schmerz-, Rheumamittel und Antibiotika), können die Leberfunktion beeinträchtigen und zu schwerwiegenden Ausfallserscheinungen führen. Vergleichbare Auswirkungen können auch Krebserkrankungen der Leber bzw. der benachbarten Organe (z. B. primäres Leberzellkarzinom, auch hepatozelluläres Karzinom, HCC genannt; Gallengangskarzinom; Bauchspeicheldrüsenkarzinom) sowie Lebermetastasen (z. B. bei Darm-, Brust-, Bauchspeicheldrüsenkrebs) zeigen.

Einen diagnostischen Hinweis auf Art und Ausmaß der Lebererkrankung bzw. Leberfunktionsstörung bietet insbesondere die Blutuntersuchung auf Leberenzyme. Bei Schädigung von Leberzellen können diese Enzyme in erhöhter Konzentration im Blut nachgewiesen werden. Die Höhe des Enzymanstiegs entspricht dem Ausmaß der Schädigung der Leberzellen.

Referenzbereich der Leberenzyme.

Leberenzym	Frauen	Männer
GOT (Glutamat-Oxalacetat-Transaminase)	< 35 U/l	< 50 U/l
GPT (Glutamat-Pyruvat-Transaminase)	< 35 U/l	< 50 U/l
Gamma-GT (Gamma-Glutamyl-Transferase)	< 39	< 66
AP (alkalische Phosphatase)	< 104 U/l	< 129 U/l

Diese Referenzbereiche gelten für die Messung bei 37 °C (neuer Referenzbereich); für die Messung bei 25 °C (alter Referenzbereich) gelten andere Werte.

▌ Leicht erhöhte Leberenzyme (GOT- und GPT-Werte unter 50 U/l bei Frauen, unter 75 U/l bei Männern) sagen nur wenig aus, da sie bei vielen Erkrankungen vorkommen können.

▌ Stärker erhöhte Werte (bis 100 U/l) sprechen für einen Leberschaden, der viele Ursachen haben kann, u. a. medikamentös bedingt bzw. durch Krebs oder Krebsmetastasen verursacht.

▌ Stark erhöhte GOT- und GPT-Werte (> 100 U/l) ergeben oft ein bedrohliches Bild, sagen aber nicht unbedingt etwas über die Schwere des Leberschadens aus. Hohe Werte entstehen dadurch, dass viele Leberzellen betroffen sind. Das heißt aber nicht, dass bereits viele Zellen zugrunde gegangen sind. Viele sind nur funktionsgeschädigt und können sich erholen.

Die Symptome von Lebererkrankungen bzw. -funktionsstörungen sind vielfältig und umfassen u. a.: Müdigkeit, Appetitlosigkeit mit Gewichtsverlust, Blähungen, Durchfall, Völlegefühl, Juckreiz, Gelbsucht, Blutungsneigung, hormonelle Veränderungen (z. B. unregelmäßige Monatszyklen bei Frauen; Potenzstörung, Brustwachstum bei Männern).

Therapie

- Oft ist eine Behandlung nicht notwendig, und Kontrolluntersuchungen z. B. der Leberenzyme reichen aus.
- Ernährungsumstellung bzw. Verzicht auf leberschädigende Gifte (z. B. Alkohol) sowie Absetzen leberschädigender Medikamente (falls möglich!).
- Spezifische medikamentöse oder operative Therapien können angezeigt sein, bedürfen aber einer Indikation.

So hilft Ihnen die Komplementärmedizin

Vermeiden Sie Belastungen der Leber und verzichten auf Alkohol, schädigende Medikamente (falls möglich), fette und blähende Speisen; bevorzugen Sie leicht verdauliche, kohlenhydratreiche Kost und nehmen mehrmals täglich kleine Mahlzeiten ein.

Artischockenextrakt: Der Extrakt aus Artischocken enthält u. a. den Bitterstoff Cynarin, der den Stoffwechsel von Leber und Galle anregt. Ferner werden Artischockenextrakt appetitanregende, verdauungsfördernde und cholesterinsenkende Wirkungen zugeschrieben. Die optimale Dosierung beträgt ca. 400 mg dreimal täglich und wird als Tablette eingenommen.

TIPP

Mariendistelextrakt

Mariendistelextrakt (z. B. Silymarin, Legalon forte, Hepa-loges N) regt den Gallenfluss an, wirkt antioxidativ, leberstärkend und entgiftend. Es verändert die Struktur von Leberzellmembranen und verhindert somit, dass Gifte (z. B. Knollenblätterpilzgift oder Medikamente) in das Zellinnere gelangen und die Zelle schädigen. Ferner steigert Mariendistelextrakt die Aktivität von Polymerase A, wodurch es zur gesteigerten Eiweißsynthese kommt, die die Regeneration der Leber fördert. Die optimale Dosierung beträgt ca. 400 mg dreimal täglich und wird als Tablette eingenommen.

Hepa-Merz: Das ist ein Präparat, das die Aminosäuren L-Ornithin und L-Aspartat enthält und bei gestörter Entgiftungsleistung der Leber, z. B. hervorgerufen durch Medikamente bzw. Lebererkrankungen, angezeigt ist. Der Wirkmechanismus beruht auf der Aktivierung des Stoffwechsels von Leber und Muskulatur. Giftige Stoffwechselprodukte (z. B. Ammoniak) werden in ungiftige Substanzen umgewandelt, wodurch diese im Blut gesenkt werden. Studien, die den Wirksamkeitsnachweis belegen, liegen vor und zeigen, dass L-Ornithin und L-Aspartat u. a. die Gedächtnisfunktionen sowie die psychomotorische Leistungsfähigkeit steigern. Dies geschieht durch Senkung giftiger Stoffwechselprodukte, die u. a. die Hirnleistungen beeinträchtigen. Die optimale Dosierung beträgt bis zu vier Ampullen (enthalten 5 g L-Ornithin und L-Aspartat pro Ampulle) täglich, zwei- bis dreimal als Infusion verabreicht.

Lymphödem

Die mit Abstand häufigsten Ursachen für das Auftreten von Lymphödemen sind Krebserkrankungen und deren Therapie. Insbesondere die operative Entfernung von Lymphknoten und deren Nachbestrahlung (z.B. bei Brustkrebs, Eierstockkrebs, Prostatakrebs) führt zum Auftreten von Lymphödemen.

Typische Symptome sind:
- Schwellung mit prall elastischer Konsistenz und verbreiterten Hautfurchen und -falten, die sich nicht mehr anheben lassen;
- Druck-, Spannungs- und Taubheitsgefühl, manchmal begleitet von Missempfindungen oder Schmerzen;
- Schweregefühl, eingeschränkte Beweglichkeit und schnelle Ermüdbarkeit der betroffenen Region.

Therapie
Die Therapie des Lymphödems umfasst:
- Hautpflege, insbesondere der betroffenen Region, um Einrisse bzw. Verletzungen und Infektionen zu verhindern.
- Bei Entzündungen (meist durch Streptokokkeninfektionen, sogenannte Erysipele) sollte unverzüglich eine Antibiotikumtherapie eingeleitet werden.
- Lymphdrainage durch spezielle »Streichmassage« oder »intermittierende pneumatische Kompressionsbehandlung« sollte durch Fachpersonal auf Weisung des Arztes erfolgen.

> **ACHTUNG**
>
> Diuretika (wasserausschwemmende Medikamente) sind nicht angezeigt, da sie den Lymphstau durch Verklebung der Eiweiße der Lymphflüssigkeit verstärken können.

▌ Kompressionstherapie durch individuell gefertigte Kompressionsstrümpfe bzw. -bandagen kann hilfreich sein.

▌ Muskelaktivierungs- und Muskelaufbauübungen entstauen und können neue Lymphbahnen ausbilden.

So hilft Ihnen die Komplementärmedizin

Neben den etablierten Behandlungsansätzen kämen in Betracht:

Natriumselenit: Die antioxidative Wirkung des Selens hemmt den Entzündungsprozess und die Ödementwicklung. Natriumselenit in Tablettenform (z. B. Cefasel, selenase, selenloges oder Seltrans) sollte bei der Behandlung von Lymphödemen in einer Dosierung von 200–300 µg pro Tag eingenommen werden.

Equizym MCA: Dieses Kombinationspräparat ist ein innovativer Behandlungsansatz bei Lymphödemen (siehe S. 66). Es enthält die für die Behandlung von Lymphödemen wirksamkeitsgeprüften Komponenten Natriumselenit und eiweißspaltende Enzyme (Bromelain und Papain) sowie das haut- und schleimhautstabilisierende Linsenlektin und ist im Preis-Leistungs-Verhältnis günstiger als die Einzelsubstanzen. Die optimale Dosierung beträgt 3–4 Tabletten pro Tag.

TIPP

Muskeltraining

Eine klinische Studie belegt den vorbeugenden und therapeutischen Wert von Muskeltraining, das aber immer unter
fachkompetenter Anleitung durchzuführen wäre. Grundlage
des Effektes ist u. a., dass die sogenannte Muskelpumpe die
Lymphflüssigkeit weitertransportiert. Dies verhindert einen
Lymphstau mit begleitendem Lymphödem.

Bromelain: Dieses eiweißspaltende Enzym aus der Ananas ist
wirksamkeitsgeprüft zur Reduktion von Schwellungen. Empfehlenswert wäre die Einnahme von ca. 3 000–4 000 FIP-Einheiten Bromelain pro Tag. Erhältlich ist das Präparat u. a. als
Bromelain-POS.

Zink: Es aktiviert Abwehrzellen gegen Infektionserreger, u. a.
Bakterien und Viren, und kann den Heilungsprozess unterstützen. Entsprechende Präparate gibt es in der Apotheke,
zum Beispiel Zinkorotat, von dem 10–20 mg pro Tag eingenommen werden sollte.

INFO

▌ Deutsches Krebsforschungszentrum:
www.krebsinformationsdienst.de/leben/lymphoedem/
lymphoedem-tumorfolgen.php

▌ www.deutsche-gefaessliga.de/lymphoedem.html

Was bei einem Lymphödem guttut

Leiden Sie nach der Brust-OP oder aufgrund der Strahlentherapie unter einem Armlymphödem, können Sie selbst einiges tun, um den Lymphstau zu vermindern und das Wohlbefinden zu erhöhen. Der Lymphabfluss lässt sich durch leichte Muskelarbeit fördern:

▎ Lagern Sie den betroffenen Arm mehrmals täglich auf einem Kissen hoch, das heißt über dem Niveau des Herzens. Achten Sie darauf, dass der gesamte Arm hoch liegt und nicht nur der Unterarm. (Senkrechtes Hochstrecken des Arms ist eher ungünstig.) Führen Sie in dieser Position täglich drei- oder viermal folgende Übung aus:

▎ Schließen Sie die Faust und spannen die Armmuskulatur an.

▎ Diese Spannung halten Sie für 3–4 Sekunden, bevor Sie sie wieder lösen.

▎ Diesen Vorgang wiederholen Sie 7–10-mal. (Bitte nicht häufiger, denn zu viel Muskelarbeit wäre auch schädlich.)

▎ Eine Lymphdrainage kann auch durch spezielle »Streichmassage« erfolgen. Diese sollte jedoch ausschließlich von geschultem Fachpersonal durchgeführt werden.

Worauf Sie achten sollten

▎ Vermeiden Sie es, viel Muskelkraft mit dem Arm aufbringen zu müssen. Also heben oder tragen Sie nicht schwer.

▎ Leichte Bewegungen in Haushalt und Beruf und krankengymnastische Übungen sind hingegen gut gegen das Lymphödem.

▎ Tragen Sie Taschen und Schultertaschen stets auf der gesunden

Seite. Wenn Ihnen Schultertaschen auf der gesunden Seite jedoch Schmerzen verursachen, verzichten Sie lieber ganz auf sie.

▌ Ihre Kleidung darf keine engen Armausschnitte aufweisen. Auch der Träger des BHs und Schmuck (z. B. Ringe, Armreifen, Armbanduhren) dürfen nicht einschneidend und beengend sein. Eventuell kann der Träger des BHs unterpolstert werden.

▌ Vermeiden Sie große Hitze für den betroffenen Arm, wie z. B. heißes Baden, Sonnenbäder, langes Spülen, denn Wärme führt dazu, dass sich die Blut- und Lymphgefäße weit stellen und die Flüssigkeiten »versacken«.

▌ Weil der Arm der operierten Seite insgesamt schlechter versorgt wird, müssen Sie sich besonders um ihn kümmern. Kleinere Verletzungen heilen nicht nur schlechter, sondern stellen auch ein größeres Risiko für Infektionen dar. Tragen Sie also oft Arbeitshandschuhe und seien Sie vorsichtig bei der Maniküre.

▌ Auch Blutentnahmen oder Injektionen sollten möglichst an dem Arm der nicht operierten Seite durchgeführt werden. Falls eine Blutentnahme am Arm der nicht operierten Seite schwierig ist (aufgrund von vorübergehenden Venenschäden durch eine vorherige Chemotherapie), ist sie ohne erhöhtes Risiko am Arm der operierten Seite möglich. Vermeiden sollten Sie jedoch alle nicht notwendigen Infusionen (z. B. Vitamine, Spurenelemente) am Arm der betroffenen Seite!

▌ Blutdruckmessungen sollten am Arm der nicht betroffenen Seite erfolgen.

Mastopathie

Unter Mastopathie versteht man eine hormonabhängige, gutartige Erkrankung der weiblichen Brust, die während der Geschlechtsreife bis zum Beginn der Wechseljahre auftreten kann. Durch Östrogenüberschuss treten in der Brust Gewebeveränderungen auf, die mit Beschwerden einhergehen können, u. a. knotige Veränderungen, Zysten, Spannungsgefühl, prämenstruelle Schmerzen, Sekretabsonderung aus der Brustwarze. Die Symptome sind in der Regel zyklusabhängig und klingen mit dem Beginn der Regelblutung ab. Auch Funktionsstörungen anderer hormonaktiver Organe, insbesondere der Schilddrüse, können eine Mastopathie verursachen.

Therapie
Die Therapie sollte immer durch einen Frauenarzt eingeleitet und überwacht werden. Behandlungsgrundlage ist eine verlässliche Diagnostik, um eventuelle Krebsvorstufen bzw.

ACHTUNG

Eine knotige Mastopathie sollte regelmäßig frauenärztlich kontrolliert werden, um eine Entartung zum Brustkrebs rechtzeitig erkennen zu können bzw. um einen Brustkrebs auszuschließen.

Mönchspfeffer

Pflanzliche Präparate, die Mönchspfeffer (*Vitex agnus castus*, z. B. Agnolyt, Biofem, Mastodynon) enthalten, haben in Studien ihre Wirksamkeit nachgewiesen. Sie regulieren u. a. die Ausschüttung des Hormons Prolaktin, das bei Überproduktion zu Spannungsgefühlen in der Brust führt. Ferner reguliert Mönchspfeffer den Menstruationszyklus durch seinen Einfluss auf die Ausschüttung von follikelstimulierendem und luteinisierendem Hormon (FSF und LH). Bei Mastopathie sollten Sie ca. 300 mg Mönchspfefferextrakt pro Tag einnehmen, verteilt auf zwei Einnahmen.

einen Brustkrebs auszuschließen. Zur Anwendung kommen u. a. gestagenhaltige Gele bzw. Gestagentabletten (Gestagen = Gelbkörperhormon) sowie bei Knotenbildung auch operative Entfernung und feingewebliche Untersuchung der Mastopathieherde. Bei unklaren Befunden oder dem Gefühl, dass die Beschwerden nicht ernst genommen werden, ist es empfehlenswert, eine zweite Meinung in einem zertifizierten Brustzentrum einzuholen, um weiterführende Diagnostikmaßnahmen sowie notwendige Therapien nicht zu verzögern.

So hilft Ihnen die Komplementärmedizin

Quarkwickel: Dieses alte Hausmittel wirkt entzündungshemmend und abschwellend. Geben Sie dazu kalten Quark in ein Tuch, legen es auf die betroffene Brust, decken es mit einem weiteren Tuch ab und lassen den Quarkwickel 30–60 Minuten einwirken. Der Wickel kann bei Bedarf mehrmals täglich erneuert werden (siehe S. 136).

Equizym MCA: Equizym MCA enthält neben Natriumselenit und Bromelain zusätzlich ein weiteres pflanzliches Enzym (Papain aus Papaya) sowie das schleimhautstabilisierende Linsenlektin. Es erscheint optimal zusammengesetzt, um eine abschwellende, entzündungshemmende und schleimhautstabilisierende (befeuchtende) Wirkung zu entfalten und ist im Preis-Leistungs-Verhältnis den Einzelsubstanzen überlegen. Optimale Dosierung: einmal täglich 3 Tabletten (siehe S. 67).

Bromelain: Es wird die Einnahme von ca. 3 000–4 000 FIP-Einheiten Bromelain pro Tag empfohlen (siehe S. 165).

Natriumselenit: Dieses Präparat sollte in einer Dosierung von 200–300 µg pro Tag eingenommen werden (siehe S. 164). Die antioxidative Wirkung des Selens hemmt den Entzündungsprozess und die Ödementwicklung.

INFO

- www.krebsinformationsdienst.de/themen/risiken/gutartige-brustveraenderungen.php
- www.brusterkrankungen.com/mastopathie.shtml

Missempfindungen

Unter Missempfindungen (Parästhesien) versteht man die als unangenehm empfundene Wahrnehmung von Berührungs-, Schmerz- oder Temperaturreizen. Sie treten insbesondere als unerwünschte Arzneimittelnebenwirkungen während bzw. nach Krebstherapien auf. Sie sind meist zurückzuführen auf die Neurotoxizität, also die nervenschädigende Wirkung von Chemotherapeutika.

Therapie

Gabapentin, ein Antiepileptikum, kann die durch Chemotherapie (u. a. Cisplatin, Taxane) ausgelöste Neurotoxizität (Missempfindungen) reduzieren. Die empfohlene Dosis beträgt dreimal täglich 300 mg und sollte unter ärztlicher Kontrolle eingenommen werden.

So hilft Ihnen die Komplementärmedizin

Chemo- und strahlentherapiebedingte Missempfindungen sind eine häufige unerwünschte Nebenwirkung, die derzeit intensiv erforscht wird. Klinische Studiendaten belegen, dass Missempfindungen deutlich reduziert bzw. vermieden werden können, wenn die Gabe definierter Zytostatika (z. B. Taxane, Cisplatin, Vinorelbin, Adriamycin) wie folgt komplementärmedizinisch begleitet wurde:

Welche Zytostatika führen häufig zu Missempfindungen?

Substanzgruppen	typische Symptome
Cisplatin, Carboplatin, Taxotere, Taxol, Vincristin, 5-Fluorouracil, Epirubicin, Xeloda	Schädigungen des peripheren Nervensystems, die sich als Missempfindungen an Armen, Händen, Beinen und Füßen zeigen können.
Methotrexat, Ifosfamid	Schädigungen des zentralen Nervensystems, die sich als Kopfschmerzen oder Bewusstseinsstörungen bemerkbar machen.
Cisplatin	Schädigung der Sinnesorgane mit Hör- und Sehstörungen.
Vincristin	Beeinflussung des autonomen Nervensystems, was sich als Magen-Darm-Störung (meist Lähmung, die in der Regel mit Verstopfung einhergeht) bemerkbar machen kann.

Vitamin E: Dieses Vitamin konnte in Studien Missempfindungen, die durch Taxane oder Cisplatin verursacht wurden, deutlich mildern bzw. verhindern. Dabei nahmen die an der Untersuchung teilnehmenden Patienten begleitend zu ihrer Chemotherapie zweimal täglich 300 mg Vitamin E ein.

Vitamin-B-Komplex-Präparate: (Vitamin B-Komplex ratiopharm, BVK-forte enthält die optimale Dosis von Vitamin B_1 und B_2: je 15 mg; Vitamin B_6: 10 mg; Vitamin B_{12}: 10 µg) oder α-Liponsäure (z. B. Thioctacid; optimale Dosis pro Tag: 600 mg) können Missempfindungen nach Chemotherapien lindern.

Acetyl-L-Carnitin: Das ist eine natürlich vorkommende Aminosäure, die die Rate der Missempfindungen (Neurotoxizität) durch Cisplatin reduzieren kann. In Studien als wirksam getestet war eine Dosierung von 1000 mg pro Tag, die als intravenöse Infusion verabreicht wurde.

Natriumselenit: Natriumselenit (anorganisches Selen, als Tabletten, Trinkampullen oder Infusionslösung erhältlich, z. B. Cefasel, selenase, selen-loges, Seltrans) in einer Dosierung von 300 µg pro Tag, reduziert die neurotoxischen Nebenwirkungen von Chemotherapeutika, u. a. Cisplatin, Adriamycin, Vinorelbin.

Wenn Sie unter chemotherapiebedingten Missempfindungen leiden, sollten Sie Ihren Arzt gezielt darauf ansprechen, welche komplementärmedizinischen Präparate für Sie infrage kommen.

INFO

▮ www.krebsinformationsdienst.de/wegweiser/lexikon/
index.php?character=N

▮ www.ueberleben-mit-brustkrebs/wissen_brustkrebs/
therapien/chemotherapie/content-183005.html

Müdigkeitssyndrom

Unter Müdigkeitssyndrom (Fatigue-Syndrom) versteht man eine übermäßige Erschöpfung, die nicht auf eine auslösende Belastung zurückzuführen ist. Das Phänomen tritt bei 60–90 % der Krebspatienten auf (meist verursacht durch die Therapie) und wird auch »krebsbedingtes Müdigkeits- oder Fatigue-Syndrom« genannt. Die Müdigkeit beeinträchtigt insbesondere die Arbeitsfähigkeit sowie das körperliche und emotionale Wohlbefinden. Typische Anzeichen für ein Müdigkeitssyndrom sind laut der Deutschen Fatigue Gesellschaft:

- »Trotz ausreichender Schlafphasen fühlen sich die Betroffenen den ganzen Tag über abgeschlagen, schwach und benommen.
- Schon geringe Anstrengungen, die zuvor mühelos bewältigt wurden, überfordern die Patienten.

TIPP

Was tun bei Müdigkeit?

Tipps der Deutschen Fatigue Gesellschaft
- Teilen Sie Ihre Kräfte ein.
- Bewerten Sie Ihre Ziele realistisch.
- Sorgen Sie für erholsamen Schlaf.
- Ernähren Sie sich bewusst.
- Versuchen Sie, sich abzulenken.

▌ Sowohl im Beruf als auch im privaten Umfeld kommt es zu einer deutlichen Abnahme von Aktivitäten.«

Die Ursachen für das tumorbedingte Müdigkeitssyndrom sind noch nicht eindeutig bewiesen, diskutiert werden insbesondere psychische Auswirkungen der Krebserkrankung und Mangel an roten Blutkörperchen (Anämie).

Therapie
▌ Bei Bedarf, Behandlung einer Anämie (siehe S. 81).
▌ Psychoonkologische bzw. psychosoziale Betreuung mit Gesprächen, Anleitung zu kreativen Aktivitäten wie Malen, Musizieren, Lesen sowie Erlernen von Entspannungstechniken können therapeutisch hilfreich sein.
▌ Anleitung zu körperlicher Aktivität (Sport). Empfehlenswert wäre ein mäßiges, aber regelmäßiges Ausdauertraining.
▌ Ernährungsoptimierung mit häufigen kleinen, ausgewogenen Mahlzeiten. Bei Gewichtsverlust vermehrt hochkalorische Nahrungsmittel essen. Auf ausreichende Trinkmenge achten.

So hilft Ihnen die Komplementärmedizin
Empfehlenswert ist die klassische naturheilkundliche Trias: Ernährungstherapie, Bewegungstherapie, Ordnungstherapie (Gestalten des Lebensrhythmus einschließlich der seelischen Balance).

> **TIPP**
>
> ## Viel trinken
>
> Achten Sie auf eine ausreichende Trinkmenge von ca.
> 2–3 Litern pro Tag! Ist die Flüssigkeitsaufnahme zu gering,
> dann wird »das Blut dicker« (= die Zellen des Blutes sind in
> weniger Flüssigkeit enthalten, dadurch wird es »dicker bzw.
> zähflüssiger«) und kann vom Herzen nur mit Anstrengung
> und nicht mehr optimal in den Körper gepumpt werden.
> U. a. wird das Gehirn mit weniger Sauerstoff versorgt, was
> zur Müdigkeit beiträgt!

Kolostrum-Extrakt ist als LacVital, LacRepar oder Repalac erhältlich und kann nicht nur bei Abwehrschwäche (siehe S. 30), sondern auch beim Müdigkeitssyndron sinnvoll sein. Studien mit Leistungssportlern belegen, dass durch die Einnahme von Kolostrum-Extrakt die Erholungszeiten nach intensivem Training bzw. Wettkämpfen deutlich reduziert werden können, d. h. die trainingsbedingte Erschöpfung wird gemildert. Die optimale Dosierung beträgt zweimal täglich 10 ml bzw. 2 Kapseln.

Omega-3-Fettsäuren plus L-Carnitin: Derzeit wird in Studienform ein Gemisch der beiden Nahrungsergänzungsmittel Omega-3-Fettsäuren (EPA 400; Omega 3 Ultra), 2 g/Tag, und L-Carnitin (L-Carn-Trinklösung), 4 g/Tag ausgetestet. In Pilotuntersuchungen hat diese Medikation in Kombination mit einem Aufbausportprogramm (mäßiger, aber regelmäßiger Ausdauersport) ermutigende Ergebnisse gezeigt. Die Häufigkeit und Ausprägung des Müdigkeitssyndroms unter Krebsstandardtherapien (Chemo- und Strahlentherapie) konnte deutlich reduziert werden.

INFO

▌ Deutsche Fatigue Gesellschaft:
www.deutsche-fatigue-gesellschaft.de

Mundgeruch

Patienten mit Krebserkrankungen im Mund-Rachen-Raum oder Magen-Darm-Trakt sowie in Leber oder Niere leiden häufig unter Mundgeruch. Aber auch Krebstherapien (z. B. Chemo-, Strahlen-, Antihormontherapien) können zu unangenehmem Atem führen. Dies liegt insbesondere an der zellwachstumshemmenden Auswirkung der Behandlungen auf Schleimhautzellen, die vermehrt absterben (und Geruchsentwicklung hervorrufen) und einen Nährboden für Mikroorganismen (u. a. Bakterien, Viren, Pilze, Parasiten) bilden. Insbesondere Bakterien und Pilze sind in der Lage, Gase freizusetzen, die dann den Mundgeruch hervorrufen.

Therapie
Falls eine behandlungsbedürftige Grunderkrankung vorliegt, muss diese natürlich behandelt werden. Gegen den Mundgeruch hilft eine sorgfältige Mundhygiene, u. a.: nach jeder Mahlzeit Zähne putzen; einmal täglich die Zahnzwischenräume mit Zahnseide oder Zahnzwischenraumbürste

---

ACHTUNG

Chlorhexidinhaltige Mundspülungen nicht länger als eine Woche anwenden, da bei Langzeitgebrauch Nebenwirkungen möglich sind, z. B. Geschmacksstörung, Braunfärbung von Zähnen und Zunge, Wundheilungsstörung.

SO GEHT'S

Den Mund mit Olivenöl spülen

Tägliche Mundspülungen mit einem Teelöffel Olivenöl helfen bei Mundgeruch. Behalten Sie das Öl ca. 5 Minuten im Mund und umspülen alle Bereiche. Die Ölsäure im Olivenöl wirkt antioxidativ und bakterientötend, das Öl bildet einen Schutzfilm auf der Schleimhaut. Verstärkt werden kann der Effekt durch Zugabe von frisch gepresstem Zitronensaft. Diese Rezeptur wird bereits im Talmud bei Mundgeruch empfohlen. Griechisches Olivenöl, insbesondere das Olivenöl der Insel Kreta, ist besonderes reich an Antioxidanzien.

reinigen; Zahnbürste nach ca. 4 Wochen austauschen; nach Rücksprache mit dem Zahnarzt Mundspülungen mit antibakteriellen und entzündungshemmenden Substanzen, z. B. 2 %ige Chlorhexidin-Lösungen verwenden.

So hilft Ihnen die Komplementärmedizin

Bei Mundgeruch sollten Sie vor allem frisches Obst, Gemüserohkost sowie milchsaure Produkte wie Joghurt, Sauerkraut und andere vergorene Gemüsearten verzehren.

Mundgeruchfördernde Lebensmittel sind u. a.: fettreiches Fleisch und Wurst, Fisch, Kohlgemüse, in hocherhitzten Fetten zubereitete Speisen, Eier und Eiprodukte, Süßes (z. B. Schokolade, fetthaltige Kuchen), Gewürze (z. B. Knoblauch, Schnittlauch), Kaffee, Alkohol und Nikotin.

Altbewährte Hausmittel sind: Mundspülungen mit lauwarmem Salzwasser, mit Kamillen- oder Salbeitee, mit Zitronen-Wasser-Gemisch (Saft einer halben Zitrone in 0,2 Liter Wasser); Petersilie kauen und essen bzw. Propolispastillen lutschen.

Wenn Sie täglich 100–200 ml Joghurt mit Lebendkulturen (probiotische Bakterien, u. a. Lactobazillen, Bifidobakterien) essen, verhindern die Milchsäurebakterien die Ausbreitung von Fäulnisbakterien und damit die Entstehung von Mundgeruch.

INFO

▍ www.charite.de/praevmed/Patienten/halithosis.htm

Mundsoor

Unter Mundsoor versteht man eine Infektion der Mund-schleimhaut durch Hefepilze, meist *Candida albicans*. Nahezu alle Menschen sind mit Hefepilzen besiedelt, ohne dass es zum Ausbruch einer Krankheit kommen muss. Wird allerdings in Belastungssituationen das Abwehrsystem ge-schwächt (durch Kortison-, Chemo- oder Strahlentherapie oder im Verlauf von Infektionskrankheiten, z. B. AIDS oder Stoffwechselstörungen wie Diabetes mellitus) oder die bakte-rielle Besiedlung von Schleimhäuten zerstört (z. B. durch An-tibiotikumtherapien), kann sich der Soor im Mundbereich, aber auch an anderen Haut- bzw. Schleimhautstellen entwi-ckeln.

Anzeichen der Erkrankung sind u. a. gräulich-weißliche Be-läge der Schleimhaut, die bluten, wenn man sie ablösen will, Rötung der Schleimhaut, brennendes Gefühl, Schluckbe-schwerden, Schmerzen beim Essen und Trinken, Fieber.

Therapie

Abklärung einer eventuell schweren Grunderkrankung so-wie Einleitung einer angemessenen Therapie. Bei laufender Therapie regelmäßige Kontrolle des Pilzbefalls und Einleiten einer spezifischen Pilzbehandlung mit Antimykotika, z. B. als Lutschtabletten, Mundspülung, in Tablettenform oder als In-fusion.

TIPP

Myrrhetinktur

Pinseln Sie die Mundschleimhaut zwei- bis dreimal täglich mit Myrrhetinktur (Myrrhe Tinktur Hetterich, Inspirol) ein oder spülen Sie den Mund mit einem Gemisch aus 5–10 Tropfen Myrrhetinktur in einem Glas (100–200 ml) lauwarmem Wasser. Das desinfiziert die Mund-Rachen-Schleimhaut. Diese Wirkung beruht insbesondere auf dem Gehalt an ätherischen Ölen.

So hilft Ihnen die Komplementärmedizin

Verzichten Sie weitgehend auf Zucker bzw. zuckerhaltige Lebensmittel und Getränke und ernähren sich abwechslungsreich und vollwertig.

Hexoral-Lösung: Gurgeln bzw. Mundspülungen mit Hexoral-Lösung (morgens und abends) kann Entzündungszeichen an der Mundschleimhaut reduzieren und weist ein breites Wirkungsspektrum gegen Erreger von Mund- und Racheninfektionen auf, u. a. gegen Hefepilze. Hexoral enthält 5,1 % Alkohol.

Kolostrum-Extrakt: Es wirkt antioxidativ und abwehrsteigernd, was insbesondere beim Hefepilzbefall von Schleimhäuten hilfreich sein könnte (siehe S. 30). Optimale Dosierung LacVital, LacRepar oder Repalac: zweimal täglich 10 ml (1 Messbecher) bzw. 2 Kapseln.

Brottrunk: Dieser Trunk kann die Mundschleimhaut und deren Funktionen stabilisieren, insbesondere nach Krebsstandardtherapien (siehe S. 91). Trinken Sie morgens und abends jeweils 100–200 ml Brottrunk.

Probiotika: Zur Stabilisierung bzw. zum Wiederaufbau der Schleimhautflora haben sich Probiotika bewährt (siehe S. 31).

Muskelkrampf

Muskelkrämpfe dauern nur kurz, sind aber oft sehr schmerzhaft und unangenehm. Sie treten meist nach Überbeanspruchung auf (nicht angemessene sportliche Aktivitäten), manchmal aber auch spontan im Schlaf oder bei Abkühlung.

Es gibt gut erforschte Ursachen für Muskelkrämpfe, u. a.:

- Störungen des Salzhaushalts (u. a. Magnesium, Natrium, Kalium), insbesondere als Nebenwirkung medikamentöser Krebstherapien (z. B. bei Erbrechen, Durchfall, Schwitzen)
- alle medikamentösen Krebstherapien, u. a. Zytostatika (prinzipiell können alle Substanzklassen zu Muskelkrämpfen führen), Antihormone (z. B. Arimidex, Aromasin, Femara), Antikörper (z. B. Retuximab, Herceptin)
- Cholesterinsenker (z. B. Clofibrat), Hormone (z. B. Testosteron, Östrogen, Insulin)
- Entwässerungsmittel (Diuretika), morphinhaltige Schmerzmittel
- internistische Erkrankungen wie Leber- und Nierenversagen, arterielle Verschlussleiden, Krampfadern
- Muskel- und Nervenerkrankungen

Therapie

Unter Beachtung einer vorliegenden Grunderkrankung bzw. deren Therapie sollte ein krampfender Muskel als Sofortmaßnahme gedehnt werden, um ihn zu entspannen.

SO GEHT'S

Die Muskeln dehnen

Den meist nachts auftretenden Muskelkrämpfen können Sie durch Dehnübungen am Tage vorbeugen. Bei häufigen Wadenkrämpfen sollten Sie tagsüber Stretchingübungen machen, die die Wadenmuskulatur dehnen und gleichzeitig die Gegenmuskeln aktivieren. Eine einfache Übung dazu kann man beispielsweise im Stand machen: Beugen Sie den Oberkörper mit geraden Beinen vor oder versuchen mit geraden Beinen mit den Fingern den Boden zu berühren; die Füße stehen fest auf dem Boden und die Knie bleiben durchgedrückt; wiederholen Sie die Übung mehrmals; es darf leicht ziehen, soll aber nicht wehtun!

Bei schmerzhaften nächtlichen Muskelkrämpfen kann Hydrochinin (200–400 mg; Einnahme abends) hilfreich sein. Diese Medikation sollte ausschließlich auf ärztliche Anordnung erfolgen, da schwerwiegende Nebenwirkungen (Blutbildveränderungen; Gerinnungsstörungen) auftreten können, und da Gegenanzeigen (z. B. Niereninsuffizienz, Herzrhythmusstörungen) unbedingt zu beachten sind.

So hilft Ihnen die Komplementärmedizin

▐ Ausgleich von Elektrolytstörungen, insbesondere durch Einnahme von Magnesium (z. B. Magnesium Verla), Natriumchlorid (Kochsalz), Kalium (z. B. Kalinor Brause) normalisieren den Muskelstoffwechsel.

▐ Passen Sie Ihre Ernährung an, indem Sie magnesiumreiche (Vollkornprodukte, Rohkost, Nüsse, Schokolade) und kaliumhaltige Nahrungsmittel (Obst- und Gemüsesäfte, Kartoffeln, Nüsse, Milch, Fleisch, Fisch) verzehren, auf eine ausreichende Flüssigkeitsaufnahme achten (Mindestmenge 2–3 Liter pro Tag; Mineralwässer, Tees) und entwässernde Substanzen (z. B. Alkohol, Koffein) meiden.

▌ Entspannungsübungen können Verkrampfungen lösen, insbesondere der Muskulatur.

▌ Physikalische Maßnahmen, wie Aufbringen von Wärme, gymnastische Übungen, Wechselbäder sowie Maßnahmen zur Ödemvorbeugung (z. B. Hochlagerung von Beinen oder Armen) wirken lindernd und haben prophylaktischen Charakter.

Muskelschwäche

Die Behandlung von Krebserkrankungen kann mit einer ausgeprägten Muskelschwäche einhergehen. Man fühlt sich schlapp und kraftlos. Hervorgerufen wird die Muskelschwäche insbesondere durch die reduzierte bzw. fehlende körperliche Aktivität (z. B. im Anschluss an Operationen bzw. bei längerfristigen Krankenhausaufenthalten) oder auch durch die Therapie (Chemo-, Strahlen-, Antihormontherapie). Insbesondere der Einfluss der Krebsstandardtherapien auf den Stoffwechsel sowie die Blutversorgung von Muskeln, auf die Funktion von Nerven sowie das Einhergehen mit Schmerzen kann eine Muskelschwäche begünstigen. Diese Muskelschwäche ist vorübergehender Natur und kann nach Beendigung der Therapie durch gezielte sportliche Aktivität vollkommen behoben werden.

Therapie
Vorrangig ist immer die Behandlung eventueller Grunderkrankungen, die mit Muskelschwächen einhergehen. Überlastungsbedingte Muskelschwächen klingen bei Einhalten von Ruhephasen spontan ab. Bei Bedarf Ernährungsoptimierung (Ausgleich von Vitamin-, Spurenelement-, Salz-Mangelerscheinungen) sowie Anleitung zu körperlicher Aktivität.

So hilft Ihnen die Komplementärmedizin

Bewegung: Passen Sie Ihr Bewegungsprogramm Ihrer individuellen Situation an. Sie sollten Ihren Körper nicht überfordern, aber auch nicht unterfordern. Durch angemessene Steigerung der Anforderung wird mit der Zeit ein höheres Belastungsniveau erreicht. Auch nach äußerst kräftezehrenden Krebstherapien kann bei regelmäßigem Training ein altersentsprechender Trainingzustand wieder erreicht werden.

Das Einhalten von Ruhephasen während körperlicher bzw. sportlicher Betätigung ist absolut notwendig, damit der Muskelstoffwechsel nicht entgleist.

Unterstützende Maßnahmen der Physiotherapie umfassen: Massagen, Bewegungs- und Entspannungsbäder, Wärmeanwendungen, Elektrobehandlungen sowie Krankengymnastik.

Ernährung: Stellen Sie Ihre Ernährung auf eine ausgewogene Vollwerternährung um, diese versorgt Ihren Körper mit den erforderlichen Vitaminen und Spurenelementen. Die Einnahme von Nahrungsergänzungsmitteln ist nicht erforderlich!

INFO

▌ Landessportbund NRW: www.wir-im-sport.de

Nahrungsmittel-
unverträglichkeit

Unter Intoleranz versteht man, dass der Körper bestimmte Bestandteile (u. a. von Nahrungsmitteln oder Medikamenten) nicht verträgt. Bei Aufnahme zeigen sich charakteristische Symptome, z. B. Blähungen, Übelkeit, Durchfall, Bauchschmerzen oder -krämpfe und Schwindelgefühl.

Die häufigste Nahrungsmittelunverträglichkeit weltweit ist die Laktoseintoleranz (Milchzuckerunverträglichkeit). Ursache der Unverträglichkeit ist das Fehlen eines Enzyms (Lactase), das den Milchzucker in dessen Einzelzucker (Glukose und Galaktose) spaltet. Der Milchzucker bleibt ungespalten im Darm, bindet Wasser und ruft Krankheitssymptome hervor.

Bei einer Fruktoseunverträglichkeit ist es der Fruchtzucker, der schlecht aus dem Darm ins Blut aufgenommen werden kann und dadurch Verdauungsbeschwerden bereitet. Und bei der Histaminintoleranz fehlt das Enzym Diaminoxidase, das normalerweise das mit der Nahrung aufgenommene Histamin abbaut.

Eine Unverträglichkeit sollte nicht mit einer Allergie verwechselt werden: Allergien sind fehlgeleitete und überschießende Reaktionen des Immunsystems, Unverträglichkeiten haben keine immunologische Ursache.

TIPP

Lassen Sie sich untersuchen und beraten

Wenn Sie bemerken, dass Sie bestimmte Lebensmittel schlecht vertragen und den Verdacht haben, dass beispielsweise eine Laktose-, Fruktose- oder Histaminintoleranz vorliegen könnte, sollten Sie einen Arzt aufsuchen, um einen entsprechenden Test zu machen. Falls sich der Verdacht bestätigt, ist eine anschließende Ernährungsberatung empfehlenswert, um sich dennoch ausgewogen zu ernähren und sich nicht unnötig einzuschränken – bei Fruktoseunverträglichkeit braucht man beispielsweise meist nur auf einige, besonders fruktosereiche Obstsorten zu verzichten, aber längst nicht auf alles Obst.

Unverträglichkeiten können sich in jedem Lebensalter entwickeln. Zuweilen treten sie als unerwünschte Arzneimittelnebenwirkung nach Krebstherapien (z. B. Chemo-, Hormontherapien) auf. Sie beruhen meist auf der schleimhautzellenschädigenden Wirkung der Medikamente und mildern bzw. normalisieren sich nach Beendigung der Therapien. Diese Normalisierung kann jedoch Monate, zuweilen auch Jahre dauern.

Therapie

Milchzuckerunverträglichkeit: Die meisten Menschen mit Milchzucker- bzw. Laktoseunverträglichkeit vertragen durchaus geringe Mengen Milchzucker, aber eben nicht so viel, wie in einem Glas Milch enthalten ist. Die Verträglichkeit der verschiedenen Lebensmittel, die Milchzucker enthalten, muss man selbst austesten. Leider steckt auch in diversen Produkten Milchzucker, in denen man ihn erstmal nicht vermuten würde, wie Wurst, Fertiggerichte, Kuchen und Backwaren; hier hilft nur der Blick auf die Zutatenliste.

Fruchtzucker: Dieser befindet sich, wie der Name vermuten lässt, in Obst und Obstprodukten; der Gehalt in Trockenobst, Rosinen und auch Honig ist extrem hoch. Wenn Sie diese Produkte also schlecht vertragen, könnte das ein Hinweis auf eine Fruchtzuckerunverträglichkeit sein.

Histamin: Dieses befindet sich – bzw. entsteht bei längerer Lagerung – in tierischen Lebensmitteln; zu lange gelagertes Fleisch oder nicht mehr ganz frischer Fisch enthalten große Mengen davon. Auch alte Käsesorten sind wahre Histaminbomben. Darüber hinaus gibt es auch Lebensmittel, z. B. Tomaten und Erdbeeren, die als sogenannte »Histaminliberatoren« imstande sind, das im Körper gebundene Histamin freizusetzen; außerdem hemmen diverse Medikamente die Diaminoxidase, also das Enzym, das für den Histaminabbau zuständig ist.

ACHTUNG

Ein völliges Meiden aller Milchprodukte aufgrund einer Milchzuckerunverträglichkeit kann zu Kalziummangel führen, da Kalzium hauptsächlich über Milchprodukte mit der Nahrung aufgenommen wird. In diesem Falle könnten kalziumhaltige Nahrungsergänzungsmittel nötig sein.

> **TIPP**
>
> ## Lactaseeinnahme
>
> Die optimale Lactasemenge sollte individuell ausgetestet werden und hängt insbesondere von der Empfindlichkeit gegen Lactose sowie von der aufgenommenen Lactosemenge ab. 70 mg Lactase (entsprechen 1000 FCC Einheiten) spalten 5 g Lactose. Daher empfiehlt sich für die Lactaseeinnahme: ca. 1000–2000 FCC für kleinere Lactosemengen, z. B. Kaffee mit Kaffeesahne, ca. 3000–9000 FCC für größere Lactosemengen.

So hilft Ihnen die Komplementärmedizin

Die wichtigste Maßnahme ist natürlich, die Nahrungsmittel zu meiden, die man nicht verträgt, im Falle der Laktoseintoleranz wäre das also eine milchzuckerarme oder -freie Kost.

■ Es gibt mittlerweile in vielen Reformhäusern und Supermärkten Milch bzw. Milchprodukte, die milchzuckerfrei sind – hier wurde der Milchzucker bereits in die beiden Einfachzucker aufgespalten, weshalb die laktosefreie Milch auch etwas süßer schmeckt.

■ Probiotika, insbesondere Milchsäurebakterien wie Lactobacillus- bzw. Bifidobacterium-Arten (z. B. Lactonova Darmflora aktiv, Symbiolact) tragen durch freigesetzte Enzyme zur Verdauung von Milchzucker bei.

■ Vergorene Sauermilchprodukte (z. B. Joghurt, Kefir) sind meist verträglich, da die Enzyme der enthaltenen Milchsäurebakterien Milchzucker spalten.

▌ Das milchzuckerspaltende Enzym Lactase (z. B. Lactase-
kapseln oder -pulver) sollte begleitend zur Nahrungsaufnahme eingenommen werden.

Narben

Bei einer Krebsoperation ist die Narbenentstehung unvermeidbar. Wie unauffällig oder wie störend die Narben sein werden, hängt vom Umfang und der Dauer der Operation, der Nahttechnik, der Wundheilung sowie der individuellen Konstitution des Bindegewebes ab. Vor allem wenn nach einer Krebsoperation noch eine Strahlentherapie oder eine Chemotherapie erforderlich ist, können sogenannte Wulstnarben entstehen. Charakteristische Begleitsymptome von Wulstnarben sind Juckreiz, Rötung, Brennen, Schmerzen sowie farbliche Veränderungen der Haut. Spontane Rückbildungen können erfolgen, sind aber selten.

SO GEHT'S

Contractubex Gel

Zur lokalen Therapie von Narben und Wulstnarben hat sich Contractubex Gel als wirksam erwiesen. Das Gel enthält ein Gemisch aus Zwiebelextrakt, Allantoin und Heparin. Es wurde im Rahmen einer Studie ausgetestet und zeigte bei regelmäßiger Anwendung vergleichbare Narbenrückbildungen wie eine nebenwirkungsreiche Kortisontherapie. Massieren Sie dazu das Gel zwei- bis dreimal täglich vorsichtig in das Narbengewebe ein. Die Behandlungsdauer sollte mindestens vier Wochen betragen, kann aber auch länger dauern, je nachdem, wie sich das Narbengewebe entwickelt.

Narben können das körperliche und psychische Wohlbefinden beeinträchtigen. Sie stören aus ästhetischen Gründen und können funktionelle Behinderungen (Einschränkung der Beweglichkeit von Gelenken) hervorrufen. Da Narbengewebe nur wenige elastische Fasern aufweist, neigt es zu Schrumpfung und Verhärtung.

Therapie
Die Therapie von Narben (einschließlich Wulstnarben) sollte immer fachärztlich betreut werden und umfasst u. a.:

- Drucktherapie mit Kompressionsbandagen
- medikamentöse Behandlung mit kortisonhaltigen Salben oder Kortisoninjektionen
- Strahlentherapie, Kryotherapie (Vereisung), Lasertherapie oder Operation
- Physiotherapie, insbesondere Massagen, um die Narbe geschmeidig zu machen

TIPP

Silikonhaltige Gele

Silikonhaltige Gele (z. B. Kelo Cote, erhältlich in Apotheken) können Narben in Erhabenheit, Farbe und Schmerzhaftigkeit mindern. Grundlage für die Wirksamkeit ist eine Reduktion der Kollagen- und Faserbildung durch Silikon, vergleichbar mit Kortison, aber ohne bekannte Nebenwirkungen.

> **TIPP**
>
> ## Wassernabelkraut
>
> Wassernabelkraut *(Hydrocotylidis herba)*, ein Heilmittel aus der Erfahrungsmedizin, reduziert die Narbenbildung durch Hemmung von Entzündungsreaktionen und Faserbildung durch spezialisierte Hautzellen, den Fibroblasten. Die experimentell belegte Wirksamkeit beruht auf sogenannten Triterpensäuren, die regulierend in die Bildung von Bindegewebe (Narbengewebe) eingreifen, indem sie die Kollagensynthese hemmen. Tragen Sie die Tinkturen oder Salben mehrmals täglich lokal auf die vernarbten Hautbezirke auf.

So hilft Ihnen die Komplementärmedizin

Während der Wundheilung sollten Sie intensive Sonnenbestrahlung, Solarium, Sauna oder Kälte vermeiden. Besprechen Sie mit Ihrem Arzt, wie Sie die Narben pflegen können.

Equizym MCA: Nehmen Sie täglich 3 Tabletten dieses Kombinationspräparats (siehe S. 66) ein, um mittels Natriumselenit (225 µg) den Entzündungsprozess (unterhalten durch freie Radikale) zu hemmen und mittels der enthaltenen eiweißspaltenden Enzyme Bromelain und Papain (3000 FIP-Einheiten) den Gewebeabbau anzuregen.

Bromelain: Zur Behandlung von Narben wäre die Einnahme von ca. 3000–4000 FIP-Einheiten Bromelain pro Tag empfehlenswert.

Nebenhöhlenentzündung

Im Verlauf von Krebserkrankungen und -therapien sind akute virale oder bakterielle Nebenhöhlenentzündungen häufige Begleiterscheinungen. Tumore im Mund-Rachen-Raum, Gehirn oder Auge führen zu Entzündungen und Schwellungen der auskleidenden Schleimhäute und zu Sekretabflussstörungen, was Nebenhöhlenentzündungen begünstigt. Chemo-, Strahlen- und Antihormontherapien hemmen

---

SO GEHT'S

Pflanzliche Mittel

Entsprechend der Symptomatik können u. a. folgende pflanzliche Mittel hilfreich sein:

- Bei einem Katarrh der Schleimhaut wirkt Isländisches Moos (Isla Moos, Broncholind Isländisch Moos) lösend, hustenlindernd und entzündungshemmend. Lassen Sie die Lutschpastillen mehrmals täglich im Mund zergehen oder trinken zwei- bis dreimal täglich Tee, der Isländisches Moos enthält.
- Schleimlösend wirken zum Beispiel Efeusirup (Efeu Hustensirup Madaus, Hedelix) bzw. Efeuextrakt, Fenchel-, Eukalyptus- oder Thymiantee.
- Krampflösend wirken z. B. Lindenblütentee und Tee aus Huflattichblättern.
- Zum Fiebersenken können Sie Weidenrindentee bzw. -extrakt einnehmen.

---

das Wachstum der Schleimhautzellen und führen zu deren Austrocknung, was die Anfälligkeit für Infekte der Nebenhöhlen erhöht.

Typische Beschwerden bei einer Nebenhöhlenentzündung sind Schnupfen, verstopfte Nase, behinderte Atmung, Nasenausfluss (durchsichtig klar bei viralem Infekt, gelblich-grün bei bakteriellem Infekt), Geruchsprobleme, Kopfschmerzen, Klopfschmerz im Bereich der Gesichtsknochen, Schmerzen beim Vorbeugen des Kopfes, Abgeschlagenheit und Fieber.

Therapie
Damit der Sekretabfluss gewährleistet wird, sollte man zeitlich begrenzt (siehe S. 229) abschwellende Nasentropfen (z. B. Otriven, Nasivin) verwenden, bei Bedarf kann der Arzt zusätzlich Schmerzmittel (z. B. Ibuprofen) sowie fiebersenkende Mittel (z. B. Paracetamol) oder Antibiotika verschreiben.

So hilft Ihnen die Komplementärmedizin
Sie können einiges tun, um die Nebenhöhlenentzündung wieder loszuwerden und den Heilungsprozess zu unterstützen:

- Trinken Sie mindestens 2–3 Liter pro Tag, um den Schleim zu verflüssigen, ideal sind warme Tees und Mineralwässer.
- Leichte körperliche Aktivität ist förderlich, Überanstrengung sollten Sie aber auf jeden Fall vermeiden.
- Legen Sie regelmäßige Ruhephasen ein.
- Meiden Sie möglichst alles, was die Atemwege zusätzlich reizt, z. B. Auspuffgase, verrauchte Luft.

> **TIPP**
>
> ## Bromelain
>
> Dieses eiweißspaltende Enzym aus der Ananas hat in einer wissenschaftlichen Studie die Erkrankungsdauer und -schwere von bakteriellen und viralen Nebenhöhlenentzündungen deutlich verringert und war der Standardtherapie (abschwellende Nasentropfen, Schmerzmittel, Antibiotika) signifikant überlegen. Therapeutisch empfehlenswert: 3 000–4 000 FIP-Einheiten Bromelain (z. B. Bromelain POS) pro Tag, bis die Symptome nicht mehr nachweisbar sind.

▮ Reduzieren Sie Ihren Nikotin- oder Alkoholkonsum; wenn Sie gar nicht rauchen oder keinen Alkohol trinken, umso besser.

Zur Stabilisierung und Immunaktivierung der Schleimhautflora haben sich Probiotika bewährt (siehe S. 31). Zu den empfehlenswerten Hausmitteln gehören Hustensäfte aus Zwiebeln oder Zitrone. Zum Verflüssigen und Abtransport des Schleims ist Inhalieren sinnvoll (siehe S. 87).

Neurodermitis

Unter Neurodermitis (atopisches Ekzem) versteht man eine Hautkrankheit, die mit verschiedenen Symptomen einhergehen kann, u. a. Hauttrockenheit, Rötung, Schuppung, nässenden oder trockenen Entzündungen und Juckreiz. Neurodermitis bzw. neurodermitisähnliche Hauterscheinungen können u. a. im Gefolge von medikamentösen Krebsstandardtherapien (Chemo-, Antihormon-, Antikörpertherapien) auftreten (siehe auch Hand-Fuß-Syndrom, Hautausschlag).

Therapie

Die Therapieempfehlungen sind in der Leitlinie der Deutschen Dermatologischen Gesellschaft zur Behandlung der Neurodermitis niedergelegt. Sie umfassen u. a.:

ACHTUNG

Verfahren mit zweifelhaftem Unbedenklichkeits- oder Wirksamkeitsnachweis sind u. a. Eigenbluttherapie, Homöopathie, Bioresonanztherapie, Akupunktur, Kinesiologie, orthomolekulare Therapie mit Vitamin- oder Spurenelementeinzelsubstanzen oder -gemischen sowie Behandlungen mit Gamma-Linolensäure, Nachtkerzenöl, Schwarzkümmelöl bzw. Anwendungen der Traditionellen Chinesischen Medizin (TCM).

TIPP

Creme

Die lokale Therapie mit einer Crememixtur aus Vitamin B_{12}, Avocadoöl und Füllmaterial (Revigiderm; erhältlich in Apotheken) hat in einer Pilotstudie ergeben, dass die Ekzembildung bei ekzematösen Hauterkrankungen deutlich gemildert werden konnte. Da insbesondere neurodermitisbedingte Hautekzeme quälend und schwer zu behandeln sind, scheint ein Therapieversuch mit dieser nebenwirkungsfreien naturheilkundlichen Creme empfehlenswert.

▪ lokale Basistherapie, z. B. Wasser-in-Öl-Emulsion bei trockener Haut
▪ harnstoffhaltige Emulsion bei Ekzem
▪ lokale spezifische Therapie, z. B. Salizylsäure bei Schorfbildung
▪ Antiseptika, Antibiotika, Antimykotika zur Verhinderung und Behandlung von Entzündungen
▪ lokale entzündungshemmende Therapie, z. B. mit Kortisonsalben, -lotionen, -gelen sowie mit Teerpräparaten und Schieferölen
▪ systemische medikamentöse Therapie, z. B. mit Antihistaminika, Kortisonpräparaten sowie abwehrhemmenden Medikamenten wie Cyclosporin oder Azathioprin
▪ als unterstützende Maßnahmen werden Phototherapie und Klimatherapie empfohlen

So hilft Ihnen die Komplementärmedizin

Die Lebensstiloptimierung ist die Grundlage einer erfolgreichen Neurodermitistherapie. Daher haben Ernährungsberatung und -umstellung, Psychotherapie zur Stabilisierung der seelischen Balance sowie zum Stressentzug und Anleitung zu körperlicher Aktivität Vorrang.

Pflanzenextrakte, die sich erfahrungsheilkundlich zur Behandlung der Neurodermitis bewährt haben, sind u. a. *Hamamelis-virginia*-Extrakt und Kamillenextrakt (als Salbe oder Creme), sie wirken entzündungshemmend und keimabtötend (z. B. Bakterien, Pilze, Viren).

Weitere Verfahren, die möglicherweise hilfreich für Sie sind, finden Sie unter Hand-Fuß-Syndrom, S. 124, und Hautausschlag, S. 132.

INFO

- Deutsche Dermatologische Gesellschaft zur Behandlung der Neurodermitis: www.ddg.de
- www.neurodermitis.net
- www.neurodermitisportal.de

O

Ödem

Unter einem Ödem versteht man die Ansammlung von Wasser in einem Körpergewebe, die mit einer tastbaren Schwellung einhergehen kann. Voraussetzung für die Entstehung von Ödemen sind der Übertritt von Flüssigkeit aus Blutgefäßen in das Gewebe sowie die verminderte Ausscheidung von Flüssigkeit durch die Nieren. Ein Ödem ist keine eigenständige Erkrankung, sondern ein Symptom, das durch unterschiedliche Grunderkrankungen ausgelöst werden kann, u. a.:

▮ Herz-, Leber- und Niereninsuffizienzen sowie Schilddrüsenunterfunktion (Einschränkung bzw. Versagen der Organfunktionen)
▮ allergische oder entzündliche Prozesse
▮ Therapiemaßnahmen, u. a. Medikamente wie Antidepressiva, blutdrucksenkende Kalziumantagonisten; Chemotherapeutika sowie Strahlentherapie
▮ Krebserkrankungen, die zu Abflussbehinderungen von Blut oder Lymphflüssigkeit führen (siehe Lymphödem, S. 163)

Die Symptomatik von Ödemen wird bestimmt durch deren Lokalisation, u. a.:
▮ dicke, schwere Beine und Fußknöchelödeme, z. B. bei Herzinsuffizienz oder Krampfadern
▮ Kopfschmerz, Übelkeit, Erbrechen, Orientierungsstörungen, z. B. bei Hirnödem

> **TIPP**
>
> ## Weihrauchextrakte
>
> Weihrauchextrakte (z. B. H-15) haben sich in ersten Studien als nebenwirkungsfreie Behandlungsmöglichkeit von Ödemen erwiesen. Nach dem derzeitigen Stand der wissenschaftlichen Forschung ist die ödem- und entzündungshemmende Aktivität der Weihrauchextrakte auf deren Gehalt an Boswelliasäuren zurückzuführen. Insbesondere Ödeme im Mund-Rachen-Raum nach Chemo- und Strahlentherapie von Krebsen dieser Region sowie Ödeme im Gehirn nach operativen Eingriffen sowie Chemo- und Strahlentherapie von Hirntumoren sprechen auf Weihrauchextraktbehandlung an. Die optimale Dosis beträgt dreimal täglich 800–1 200 mg.

- Schleimhautschwellung, Luftnot, Schluckbeschwerden, z. B. bei Ödemen im Mund-Rachen-Raum
- Übelkeit, Appetitlosigkeit bei Wassereinlagerung im Bauch (Aszites), z. B. bei Leberzirrhose bzw. Leberinsuffizienz
- Luftnot, Atemgeräusche, Schwächegefühl, z. B. bei Lungenödem

Therapie

Die Therapie der Grunderkrankung steht im Vordergrund. Symptomatisch wirksame Maßnahmen umfassen u. a. körperliche Aktivierung, Ernährungsoptimierung, Kompressionstherapie mit Strümpfen, -verbänden, manuelle Lymphdrainage, bei Bedarf wasserausschwemmende Medikamente (Diuretika).

So hilft Ihnen die Komplementärmedizin

Regelmäßige körperliche Aktivität (Sport) ist die nebenwirkungsärmste und preiswerteste Maßnahme, um alle körpereigenen Schutzmechanismen zu aktivieren, insbesondere auch die gegen Ödeme. Ausschwemmende Tees sind z. B. Brennnessel- und Melissentee, entwässernde Speisen sind z. B. Reis, Kartoffeln, Gurken, Tomaten sowie Ananas. Wassertreten in kaltem Wasser sowie abwechselnd warme und kalte Fußbäder haben sich bei Ödembildung ebenfalls bewährt.

Natriumselenit: Wenn Sie in Absprache mit Ihrem Arzt Selen in einer Dosierung von 300 µg pro Tag einnehmen (z. B. Cefasel, selenase, selen-loges, Seltrans), neutralisieren Sie damit freie Radikale, die u. a. Entzündungsreaktionen mit Ödembildung aufrechterhalten (siehe S. 164).

Osteoporose

Unter Osteoporose versteht man eine Stoffwechselstörung des Knochens, die mit Abbau von Knochensubstanz und Stabilitätsverlust einhergeht. Eine Osteoporose macht im Anfangsstadium keine Beschwerden. Bei Fortschreiten geht sie häufig mit Schmerzen sowie Knochenbrüchen einher, die meist keinen erkennbaren Anlass haben (Spontanfrakturen). Betroffen ist meist der Oberschenkelhals oder Wirbelkörper. Die häufigsten Ursachen für die Entstehung einer Osteoporose sind:

- mangelnde körperliche Aktivität
- Mangelversorgung mit Kalzium und Vitamin D, z. B. durch Fehlernährung oder Diäten, übermäßigen Kaffee-, Alkohol-, Nikotingenuss, Missbrauch von Abführmitteln
- manche Krebserkrankungen können die Aktivität des Knochenstoffwechsels beeinflussen
- Östrogenmangel bei Frauen in den Wechseljahren
- medikamentös verursacht, z. B. durch Kortison, insbesondere durch antihormonelle Therapien

Hormonabhängige Krebsarten (z. B. Brust-, Eierstock- oder Prostatakrebs) können u. a. mit einer Antihormontherapie (Hormonblockade oder Hemmung des Hormonaufbaus) behandelt werden. Dabei entfällt der hormonbedingte Wachstumsreiz für die Krebszellen mit der Konsequenz, dass die Krebszellen nicht mehr wachsen und absterben. Durch den Hormonentzug werden jedoch auch Wachstum und Aktivität von Zellen des Normalgewebes (z. B. von Knochen) gehemmt.

ACHTUNG

Über Jahrzehnte wurden Sexualhormone gegen Wechseljahresbeschwerden (Hitzewallungen, Herzinfarkt-, Schlaganfallrisiko, Osteoporose) verordnet. Neuere Studien belegen allerdings, dass weder Herzinfarkt- noch Schlaganfallrisiko reduziert werden, dass demgegenüber aber das Risiko steigt, an Brustkrebs zu erkranken. Eine Hormonersatztherapie kann bei Frauen in den Wechseljahren eine Osteoporose nachweisbar bremsen. Allerdings ist eine lebenslange (langjährige) Hormongabe notwendig, die mit einem unverhältnismäßig großen Risikos für die Entstehung von Brustkrebs, Herzinfarkt, Schlaganfall und Thrombose einhergeht. Die Studienlage zeigt: um fünf osteoporosebedingte Knochenbrüche zu verhindern, müssten 10 000 Frauen für ein Jahr Hormone einnehmen.

Das hat u. a. Auswirkungen auf den Aufbau von Knochensubstanz und -stabilität, die im Verlauf der antihormonellen Therapie abnehmen. Die Abnahme der Knochendichte kann bis hin zur behandlungsbedürftigen, bruchgefährdeten Osteoporose führen.

Therapie

Bei Bruchgefahr bzw. als Bruchvorbeugung erfolgt meist eine medikamentöse Therapie, die immer auf ärztliche Anordnung und unter ärztlicher Kontrolle erfolgen sollte, mit Bisphosphonaten (z. B. Aredia, Fosamax, Zometa) oder selektiven Östrogen-Rezeptor-Modulatoren (SERM, z. B. Evista).

O

Osteoporose

Bisphosphonate reichern sich fast ausschließlich in Knochen an. Sie gehen Verbindungen ein mit körpereigenen Substanzen und festigen die Knochengrundsubstanz. Außerdem beeinflussen sie die Tätigkeit von Zellen, die am Knochenauf- und -abbau beteiligt sind. Sie hemmen insbesondere sogenannte Osteoklasten, die den Knochen abbauen, und stärken somit den Kochenaufbau durch Osteoblasten.

Das Wirkprinzip der SERM ähnelt dem der Bisphosphonate. Sie hemmen die Aktivität von knochenabbauenden Osteoklasten über eine Beeinflussung der Östrogenrezeptoren an diesen Zellen. Im Gegensatz zu Bisphosphonaten werden sie nicht in den Knochen eingebaut und verbleiben daher auch nur relativ kurz im Körper.

So hilft Ihnen die Komplementärmedizin

Die Basis der Osteoporosevorbeugung und -behandlung besteht aus regelmäßiger körperlicher Aktivität (Gehen bzw. Walking sowie Kraftsport mit Zug- und Druckbelastung für die Knochen), kalziumreicher (z. B. Milchprodukte, kalziumhaltige Mineralwässer) und Vitamin-D-haltiger Ernährung (z. B. Fisch, Eier, Milch, Butter). Unser Körper ist übrigens in der Lage, Vitamin D selbst zu bilden. Dies geschieht durch UV-Bestrahlung bei Aufenthalt im Freien, auch bei bewölktem Wetter.

Nikotin und phosphathaltige Lebensmittel wie Wurst, Cola- bzw. Limonadengetränke oder Schmelzkäse senken die Aufnahme und die Verfügbarkeit von Kalzium für die Knochen. Wird der Kalzium- und Vitamin-D-Bedarf durch die Nah-

O

rung nicht gedeckt, sollte eine Behandlung mit Kalzium (1 g/Tag) und Vitamin D (400 Einheiten/Tag) erfolgen. Es gibt ein großes Angebot an Kombinationspräparaten, z.B. Calcium Verla D, Calcium D3 Stada, Ossofortin forte, Calcivit D.

INFO

- www.netzwerk-osteoporose.de
- Kuratorium Knochengesundheit: www.osteoporose.org
- www.osteoporose-deutschland.de

Ovarschutz –
die Fruchtbarkeit erhalten

Die Eierstöcke (Ovarien) beherbergen einen Vorrat an Eizellen, der in der Zeit der Geschlechtsreife aufgebraucht wird. In dieser Zeit treten regelmäßig ruhende, frühe Follikel in die Wachstumsphase ein. In der Regel kommt dann pro Monat bei einem Follikel eine reife Eizelle zum »Eisprung«.

Die zellwachstumshemmende Wirkung von Zytostatika wirkt sich u. a. auch auf die heranwachsenden Follikel in den Eierstöcken aus und reduziert deren Anzahl. Als Ursachen werden diskutiert: Untergang von Versorgungszellen der Eizelle im Follikel sowie von Blutgefäßen zur Durchblutung der Eierstöcke. Der Follikelverbrauch kann im schlimmsten Fall so hoch sein, dass am Ende der Chemotherapie das Eizellreservoir so weit aufgebraucht ist, dass kein normaler Monatszyklus mehr möglich ist.

Das Ausmaß der Schädigung der Eierstöcke durch die Chemotherapie ist variabel und hängt u. a. vom Alter der Betroffenen und der Art der verwendeten Zytostatika, deren Dosierung und deren Anwendungsdauer ab. Belegte Auswirkungen auf die Funktion der Eierstöcke haben u. a. Cyclophosphamid, Cisplatin, Doxorubicin, Vinblastin. Zytostatika, die eher keinen Einfluss auf die Eierstocksfunktion haben, sind u. a. 5-Fluorouracil, Methotrexat, Vincristin.

TIPP

FertiPROTEKT

Das deutsche Netzwerk für fertilitätsprotektive Maßnahmen bei Chemo- und Strahlentherapie »FertiPROTEKT« ist ein vorwiegend universitärer Verbund, der 2006 gegründet und inzwischen auf den deutschsprachigen Raum ausgeweitet wurde. FertiPROTEKT will Frauen und Männern vor und nach einer Chemo- oder Strahlentherapie die Möglichkeit geben, sich nach neuesten wissenschaftlichen Erkenntnissen hinsichtlich ihrer Fruchtbarkeit beraten und Maßnahmen zu ihrem Schutz durchführen zu lassen.

Es finden regelmäßige Arbeitstreffen aller Teilnehmer statt, um den Informationsfluss und die gleichmäßige Entwicklung der Beratungsinhalte und Behandlungsformen zu gewährleisten. Die Teilnehmerzentren müssen über alle fertilitätsprotektiven Maßnahmen beraten und diese auch anbieten können oder eine Kooperation mit einem anbietenden Zentrum haben.

Die Homepage von FertiPROTEKT bietet eine Vielzahl von ständig aktualisierten Informationen für Patienten und Ärzte: www.fertiprotekt.de.

Wie kann man die Eierstöcke schützen?

Die Eierstöcke können während der Chemotherapie mit einem sogenannten GnRH-Analogon (z. B. Zoladex; als Monats- oder Dreimonatsspritze) geschützt werden. Dies führt zu einer vorübergehenden Hemmung der ovariellen Aktivität durch Hemmung der Ausschüttung von Steuerhormonen des Follikelwachstums aus der Hirnanhangdrüse.

In welchem Ausmaß die Verminderung des ovariellen Stoffwechsels und seiner Durchblutung einen Schutz der Eierstockfunktion vor dem zellwachstumshemmenden Effekt einer Chemotherapie gewährleistet, ist noch nicht eindeutig belegt.

Vor dem Beginn einer Krebstherapie können Eizellen gewonnen und eingefroren werden, um zu einem späteren Zeitpunkt befruchtet zu werden. Eizellen können auch »in vitro« (im Reagenzglas) befruchtet und eingefroren werden. Dies hat den Vorteil, dass bereits befruchtete Eizellen sich nach dem Auftauen in einem höheren Prozentsatz zu Embryonen entwickeln, als wenn sie nach dem Auftauen befruchtet werden. Eine weitere Möglichkeit besteht im Einfrieren von Eierstockgewebe und anschließender Transplantation.

Rheumatische Beschwerden

Unter rheumatischen Beschwerden versteht man Schmerzen aufgrund von Verschleiß in den Gelenken (siehe Arthrose, S. 60) sowie von Schmerzen in der Muskulatur bzw. im Weichteilgewebe (Weichteilrheuma, Fibromyalgie). Rheumatische Erkrankungen betreffen insbesondere das Binde- und Stützgewebe des Bewegungsapparates sowie innere Organe (z. B. Herz) und werden unterteilt in entzündliche oder degenerative (arthritische, verschleißbedingte) Formen.

Weichteilrheumatismus geht meist einher mit Dauerschmerzen unterschiedlicher Stärke und betrifft insbesondere Muskeln, Sehnen, Schleimbeutel und Bänder. Am häufigsten betroffen sind die Schulter-Nacken-Arm-Region (z. B. Schulter-Arm-Syndrom, Tennisarm) sowie die Hüft- und Oberschenkelregion. Die Ursachenforschung ist noch nicht abgeschlossen, bekannte Ursachen sind u. a. Über- bzw. Fehlbeanspruchung mit einhergehender Abnutzung, Kälte sowie Stress bzw. seelische Probleme, die zu Verspannungen führen.

Im Verlauf von Krebserkrankungen können rheumatische Beschwerden als »paraneoplastisches Syndrom« auftreten (siehe S. 147). Die Symptomatik bessert sich in der Regel bei erfolgreicher Therapie. Des Weiteren können rheumatische Beschwerden im Zuge von Krebsstandardtherapien (z. B. Chemo-, Strahlen-, Antihormon-, Antikörperbehandlungen) vorkommen, weil diese auch das Zellwachstum und die Zellaktivität der gesunden Körperzellen hemmen und die Thera-

> **ACHTUNG**
>
> Auch von antioxidativen Vitaminen (u. a. Vitamin C und Vitamin E) werden schmerzlindernde Wirkungen beschrieben. Allerdings können die fettlöslichen Vitamine K, A, D und E bei Überdosierung zu schwerwiegenden, unter Umständen lebensbedrohlichen Organschädigungen (z. B. der Leber) führen. Deren Einnahme sollte daher immer ärztlich überwacht werden.

pien Stoffwechselstörungen und direkte Nerven- oder Muskelzellschädigungen verursachen können.

Therapie

Jede medikamentöse Therapie rheumatischer Beschwerden sollte durch einen Arzt (Rheumatologe, Allgemeinmediziner, Internist, Orthopäde) eingeleitet und überwacht werden. Als schmerzstillende Medikamente (als Tablette oder als Injektion) kommen u. a. Acetylsalicylsäure, Ibuprofen und Diclofenac infrage (siehe auch Arthrose, S. 60). Entzündungshemmend und schmerzlindernd wirkt u. a. Ibuprofen.

So hilft Ihnen die Komplementärmedizin

Die positiven Wirkungen von Akupunktur und Equizym MCA wurden bereits bei Arthrose (siehe S. 62 und 64) beschrieben. Die in Equizym MCA enthaltenen Komponenten Natriumselenit (z. B. Cefasel, selenase, selen-loges, Seltrans) und Bromelain (z. B. Bromelain-POS) sind auch als Einzelsubstanzen verfügbar. Im Preis-Leistungs-Verhältnis ist Equizym

MCA allerdings überlegen und enthält zudem weitere Wirkkomponenten, z. B. Papain und Linsenlektin.

Physiotherapeutische Anwendungen: Maßnahmen, die lindernd bei rheumatischen Beschwerden wirken, sind u. a.:

- Wärme, z. B. Bäder (Temperatur: 36 °C und mehr), Mooroder Fangopackungen (Temperatur: 42 °C und mehr), Rotlicht oder milde Ganzkörperhyperthermie
- Massagen, z. B. Muskel- bzw. Bindegewebsmassagen, Elektroimpulsmassagen
- Salben bzw. Gele zur äußerlichen Anwendung, um die Durchblutung zu fördern, u. a. mit ätherischen Ölen (z. B. Menthol), Rosmarin, Heparin

INFO

- www.test.de/themen/gesundheit-kosmetik/medikamente

Schlafstörung

Während der Krebsdiagnostik, -therapie und -nachsorge findet man oft nicht den erholsamen Schlaf, den man eigentlich so dringend bräuchte. Mögliche Gründe sind:

- krankheitsbedingte, unbewältigte Probleme, z. B. familiärer oder partnerschaftlicher Art
- psychische oder körperliche Beschwerden, Depression, Schmerzen
- unerwünschte Arzneimittelnebenwirkungen der notwendigen Zytostatika, Hormonblocker (Antihormone), Kortisontherapie, Blutdrucksenker oder Antidepressiva

Eine Sonderform der Schlafstörung ist die »Schlafapnoe«. Dabei handelt es sich um eine in Deutschland weit verbreitete chronische Schlafstörung (ca. 8 % der Bevölkerung sind betroffen), die mit Atemstillstand einhergeht. Dadurch sinkt die Sauerstoffversorgung von Gehirn und anderen Organen, wodurch eine Weckreaktion eintritt.

Therapie

Vorrangig ist immer die Behandlung von Grunderkrankungen bzw. die Berücksichtigung der Lebensphase, die mit der Schlafstörung einhergeht. Eine Therapie der Schlafstörung (z. B. durch synthetische Antihistaminika wie Diphenhydramin oder Doxylamin) sollte immer ärztlich angeordnet und begleitet werden.

INFO

▌ Bundesfachverband Schlafapnoe: www.schlafapnoe.org

▌ www.psychosoziale-gesundheit.net/seele/
schlafstoerung.html

So hilft Ihnen die Komplementärmedizin

Gesunder Schlaf ist nicht auf Knopfdruck möglich, es wird dauern, bis die Änderungen greifen; es hängt auch davon ab, wie lange Ihre Schlafstörungen bestehen und wie hartnäckig Ihre »schlafverhindernden Verhaltensweisen« sind.

TIPP

Beruhigende Tees und Bäder

Probieren Sie aus, ob Ihnen ein warmes Bad vor dem Schlafengehen guttut. Beruhigende Badezusätze sind beispielsweise Melissen- oder Lavendelöl.
Beruhigungstees enthalten meist Baldrian, Melisse oder Johanniskraut.
In der Apotheke erhalten Sie auch Baldrian- und Hopfen-extrakt, sowohl als Einzel- als auch als Kombinations-präparate. Baldrianextrakt hilft vor allem bei Einschlaf-störungen und Hopfenextrakt bei Durchschlafstörungen. Insbesondere Baldrian hat sich in Anwendungsbeobach-tungen und Pilotstudien als wirksam, aber nebenwir-kungsfrei erwiesen. Bitte beachten, dass der optimale schlaffördernde Effekt von Baldrianextrakt erst nach einer Anwendungsdauer von ca. 2–3 Wochen auftritt.

Schlafhygiene

Es ist sinnvoll, den Stress des Tages so weit wie möglich zu reduzieren. Wenn Sie Sorgen und Ängste quälen, die Sie ins Bett begleiten, was nur allzu verständlich wäre, wenn man sich mit einer Krebserkrankung auseinandersetzen muss, sollten Sie sich um eine psychoonkologische oder psychotherapeutische Begleitung kümmern.

Achten Sie auf einen möglichst regelmäßigen Tag-Nacht-Rhythmus, am besten wäre es, wenn Sie immer zur gleichen Zeit schlafen gehen und zur gleichen Zeit aufstehen würden. Ihre Bettgehzeit sollten Sie so wählen, dass Sie dann tatsächlich müde sind. Es ist nicht sinnvoll, mit Schlafstörungen extra früh zu Bett zu gehen, das verlängert nur die Zeit des schlaflosen Herumwälzens. Wenn Sie müde ins Bett gehen und trotzdem nach einer Weile nicht einschlafen können, sollten Sie wieder aufstehen und irgendetwas machen (z. B. lesen, Radio hören, Entspannungsübungen oder Ähnliches), wenn Ihnen dabei die Augen zufallen, legen Sie sich wieder ins Bett. Es ist wichtig, keine Schlaferwartungshaltung aufkommen zu lassen; wenn Sie sich Sorgen oder Vorwürfe machen, dass Sie bestimmt wieder nicht einschlafen können und ständig kontrollierend auf die Uhr schauen, wird es vermutlich auch so sein.

Verbannen Sie alles aus dem Schlafzimmer, was Sie nicht zum Schlafen brauchen (Fernseher, PC, Handy etc.) und sorgen für optimale Schlafbedingungen, also einen relativ kühlen, gut gelüfteten, abgedunkelten, ruhigen Raum.

Lassen Sie den Tag rechtzeitig ausklingen, bevor Sie ins Bett gehen. Beenden Sie die körperlichen und seelischen An- bzw. Überforderungen des Tages und läuten den Feierabend ein. Geben Sie sich diese Zeit, um zur Ruhe zu kommen; entwickeln Sie Ihre bestimmten Feierabendrituale mit entspannender Musik, einer leichten Lektüre, einem beruhigenden Tee oder entspannenden Bad. Legen Sie sich keinesfalls direkt ins Bett, wenn Sie noch »auf 180 sind«, um sich dann stundenlang umherzuwälzen.

Auch das, was wir am Tag tun, hat Einfluss auf unsere Nachtruhe. Versuchen Sie, sich tagsüber ausreichend zu bewegen. Körperliche Aktivität ist ganz wichtig für einen erholsamen Schlaf. Auch gesunde, ausgewogene Ernährung spielt wie bei fast allen Beschwerden eine Rolle, insbesondere das Abendessen sollte leicht verdaulich sein und nicht zu spät eingenommen werden.

Auf Alkohol, Koffein und Nikotin sollten Sie verzichten; Kaffee putscht bekanntermaßen auf und sollte daher nicht zu spät am Tag konsumiert werden; Alkohol erleichtert unter Umständen das Einschlafen, verschlechtert aber die Schlafqualität, sodass auch der »Schlummertrunk« nicht empfehlenswert ist. Nikotin wirkt stimulierend und führt zu Entzugserscheinungen während der Nacht.

Schleimhautentzündung (Mucositis)

Eine die Lebensqualität mindernde Entzündung der Schleimhäute (= Mucositis) ist die häufigste unerwünschte Nebenwirkung von Krebstherapien, z. B. Chemo-, Strahlen- oder Antibiotikumtherapien. Zuweilen können Schleimhautentzündungen aber auch ohne Vorerkrankung auftreten, z. B. als Harnwegs- oder Magen-Darm-Infekt.

Chemo- und Strahlentherapien greifen insbesondere Gewebe an, deren Zellen sich schnell teilen, u. a. Krebsgewebe, Haarwurzeln, blutbildende Gewebe und insbesondere auch Schleimhäute. Das Risiko, eine Schleimhautentzündung zu erleiden, hängt von Art, Dauer und Konzentration der verabreichten Therapien ab. Schleimhautentzündungen unter Krebstherapien treten am häufigsten im Mund-Rachen-Raum auf. Die Symptome erstrecken sich von Rötung, Schwellung und Blutung bis hin zu sehr schmerzhaften, die Lebensqualität mindernden Geschwüren. Je nach Lokalisation der Schleimhautentzündung treten z. T. schwerwiegende Folgeerscheinungen auf, z. B. Gewichtsverlust durch reduzierte Nahrungsaufnahme sowie Durchfall oder Erbrechen, Herz-Kreislauf-Symptome durch verminderte Flüssigkeitsaufnahme.

Therapie der Mucositis im Mund-Rachen-Raum

Obwohl die Mucositis eine besonders häufige und Lebensqualität mindernde Nebenwirkung der Krebstherapie ist, sind
die Therapiemöglichkeiten begrenzt.

Schleimhauthygiene (insbesondere zur Vorbeugung): Regelmäßige Mundpflege (weiche Zahnbürste, um Verletzungen
zu vermeiden) und Mundspülungen mit Kamillen- bzw. Salbeitee oder -wasser. Kamille/Salbei wirken entzündungshemmend und desinfizierend.

Ernährungsoptimierung: Ist das Essen eingeschränkt, können schmerzlindernde, lokal angewandte Mundspülungen
bzw. Gele angezeigt sein. Bei Wunden/Geschwüren im Mund
sollte unbedingt auf säurehaltige, scharfe Nahrungsmittel sowie auf »Genussmittel« wie z. B. Nikotin und Alkohol ver-
zichtet werden. Bei akuten Schleimhautentzündungen sollte
gegessen und getrunken werden, was bekommt!

Medikamentös: Die Gabe einer sogenannten »übersättigten
Elektrolytlösung« aus Calcium- und Phosphationen (Capho-
sol) kann zur Linderung von Mundtrockenheit und Schmerzen beitragen. Schmerzmittel (Analgetika) lokal, z. B. anästhe-
sierende Mundspülungen, oder systemisch, z. B. Metamizol-,
Tramadol- oder Morphintropfen, immer in Absprache mit
dem betreuenden Arzt/Ärztin! Lokale Anwendung von sogenannten Antacida (Säureblocker) oder Sucralfat kann zur
Schmerzlinderung durch Bildung eines Schutzfilmes auf der
entzündeten Schleimhaut führen. Bei entsprechender Indikation ist eine antivirale (z. B. bei Herpesinfektion) oder antimy-
kotische (z. B. bei Candida Pilzinfektion) Therapie angezeigt.

TIPP

Lutschen von gefrorenen Ananasstücken (oder Eiswürfeln)

Kaufen Sie eine reife Ananas und schneiden Sie diese in mundgerechte Stücke. Geben Sie die Ananasstücke in das Eisfach Ihres Kühlschrankes oder in einen Gefrierschrank und frieren diese ein. Nehmen Sie täglich mehrmals ein gefrorenes Ananasstück (bzw. ein mundgerechtes Stück Eis) und lassen es langsam im Mund zergehen. Durch den Kältereiz werden die Schmerzen genommen, durch den Kontakt der aufgetauten Ananasstücke mit der Schleimhaut können die enthaltenen Enzyme lokal wirksam werden und den Heilungsprozess einleiten bzw. beschleunigen.

So hilft Ihnen die Komplementärmedizin

Schleimhauthygiene und Ernährungsoptimierung s. oben.

Schluckstörung

Ursachen für Schluckstörungen können sein:

- Erkrankungen im oberen Magen-Darm-Trakt (Mund, Speiseröhre, Magen), z. B. Tumorerkrankungen oder Entzündungen;
- unerwünschte Nebenwirkungen (Mundtrockenheit, Schleimhautgeschwüre), z. B. von Chemo- oder Strahlentherapien;
- Verdrängung bzw. Einengung von Organen, die der Nahrungsaufnahme dienen, z. B. bei Krebserkrankungen;
- neurologische Erkrankungen, z. B. Hirntumoren, Hirnmetastasen.

Therapie

Die Behandlung von Schluckstörungen erfolgt immer ursachenbezogen und kann in Abhängigkeit der Grundkrankheit erheblich variieren. Oft sind unterschiedliche Fachdiszi-

> **ACHTUNG**
>
> Bei Schluckstörungen besteht die Gefahr, dass Nahrung oder Flüssigkeit »aspiriert« werden, d. h. sie gelangen durch »Verschlucken« in die Luftröhre und in die Lunge. Daraus kann sich eine lebensgefährliche und therapiebedürftige Lungenentzündung (Aspirationspneumonie) entwickeln, was unbedingt vermieden werden muss.

> **TIPP**
>
> ### Linsenlektin
>
> Bei Mundtrockenheit und Entzündungen im Gefolge von
> Chemo- oder Strahlentherapien hat sich die schleimhaut-
> stabilisierende Wirkung von Eiweiß aus Linsen (Linsen-
> lektin) als lindernd erwiesen. Es aktiviert die Zellen der
> Schleimhäute, u. a. körpereigene Eiweiße freizusetzen, die
> einen Schutzfilm auf der Schleimhaut bilden. Das
> Linsenlektin ist enthalten in Equizym MCA (siehe S. 62)
> und Dosierungen von 10–15 mg pro Tag (entspricht
> 2–3 Tabletten Equizym MCA pro Tag) reichen aus, um
> die Schleimhäute zu schützen.

plinen (z. B. Neurologie, Psychiatrie, Chirurgie, Innere bzw.
Allgemeinmedizin, Onkologie, Ernährungswissenschaften,
Physiotherapie) an der Erarbeitung von Therapiekonzepten
beteiligt.

So hilft Ihnen die Komplementärmedizin

Durch die Anwendung naturheilkundlicher Maßnahmen
darf keinesfalls die notwendige Therapie einer zugrunde liegenden Erkrankung verzögert werden! Entspannungsübungen, Ernährungsoptimierung, Muskeltraining durch gezielte
Reize oder Elektrostimulation können individuell wirksam
sein, die Datenlage ist allerdings dürftig.

Hilfreich sein können Maßnahmen zur Stabilisierung bzw.
zur Feuchthaltung der Schleimhäute, z. B.:

Kolostrum-Extrakt: Aufgrund seiner antioxidativen Wirkung ist Kolostrum-Extrakt (LacVital, LacRepar oder Repalac) in der Lage, gesundheitsschädliche freie Radikale zu neutralisieren. Freie Radikale spielen u. a. eine Rolle in der Entstehung und Aufrechterhaltung von Schleimhautentzündungen (siehe S. 30).

Brottrunk: Das ist ein alkoholfreies Gärgetränk, das Vitamine, Spurenelemente und aktive Enzyme enthält, die zur Neutralisierung von »freien Radikalen« beitragen, die Schleimhautentzündungen auslösen bzw. aufrechterhalten können (siehe S. 91).

Probiotika: Bakterien bzw. Bakterienprodukte, z. B. Lactobazillen, Bifidobakterien oder *E. coli*, können das in der Schleimhaut ansässige Abwehrsystem aktivieren und Entzündungsreaktionen lindern. Sie sind enthalten in Joghurt bzw. Sauermilchprodukten oder als Arzneimittel verfügbar (z. B. Symbiolact, Symbioflor, Mutaflor, Omniflor).

INFO

▌ Kölner Dysphagiezentrum: www.dysphagiezentrum.de

Schmerz

Schmerz kann als ein Warnsignal des Körpers betrachtet werden. Manchmal reagiert das Warnsystem allerdings falsch und sendet unnötige oder übermäßig starke Warnungen aus. Es kommt auch vor, dass ein Schmerzalarm ausgelöst wird, ohne dass eine Erkrankung oder eine Verletzung vorliegt. Dementsprechend vielfältig sind die Zustände oder Erkrankungen, die mit Schmerzen einhergehen, u. a.: Kopfschmerz (z. B. Migräne, Spannungskopfschmerz), Gesichtsschmerz, Rückenschmerz, Gelenk- und Muskelschmerz, Nervenschmerz, Entzündungsschmerz, Bauchschmerz, Tumorschmerz sowie psychogener Schmerz.

Tumorschmerz entsteht u. a. durch Einwachsen (Infiltration) oder Verdrängung (Kompression) von schmerzempfindlichen Strukturen (z. B. Nerven), durch Verlegung von Hohlorganen (z. B. Speiseröhre, Magen, Harnleiter), durch Einwachsen in Nervenfasern oder auch durch Krebstherapien (Operation, Chemo-, Strahlentherapie). Psychogener Schmerz hat seinen Ursprung meist in seelischen Konflikten, die Betroffene nicht selbst bewältigen können. Häufig verstecken sich hinter psychogenen Schmerzen u. a. auch schwerwiegende Sorgen um eine diagnostizierte Erkrankung, z. B. Krebs.

Therapie

Die Behandlung von Schmerzen erfolgt immer ursachenbezogen und kann in Abhängigkeit der Grundkrankheit erheblich variieren. Internationale Basis für die medikamentöse Schmerztherapie ist das WHO-Stufenschema:

1. nichtopioidhaltige Schmerzmittel (Metamizol, Diclofenac)
2. schwache Opioide (Codein, Tilidin) nach Bedarf in Kombination mit Stufe 1
3. starke Opioide (Morphin, Fentanyl) nach Bedarf in Kombination mit Stufe 1 plus Begleitmedikamente z. B. Antidepressiva, Steroide, Spasmolytika

So hilft Ihnen die Komplementärmedizin

Welche Verfahren für Sie hilfreich sein könnten, richtet sich nach der Schmerzursache, daher kann man keine allgemeingültigen Empfehlungen geben. Die folgende Liste nennt mögliche Therapieformen. Bitte besprechen Sie mit Ihrem Arzt oder Psychoonkologen, welche Unterstützung für Sie geeignet ist.

- **Physiotherapeutische Maßnahmen**, u. a. Krankengymnastik, Massagen (Reflexzonenmassage, Lymphdrainage) wirken entspannend, schmerzlindernd und fördern die Durchblutung.
- **Physikalische Maßnahmen**, Kältetherapie wirkt beispielsweise schmerz- und entzündungshemmend, Wärmetherapie, u. a. durch Rotlicht, Mikrowelle, Bad, Sauna, wirkt entspannend und steigert die Durchblutung.
- **Sporttherapie**, hierzu gehören u. a. medizinisches Aufbautraining und Gymnastik.
- **Elektrotherapie**, u. a. TENS (transkutane elektrische Nervenstimulation), wirkt schmerzlindernd über Gleichstromanwendung.

- **Akupunktur** wirkt schmerzlindernd und wird bei der Indikation »Schmerzsyndrom« von den gesetzlichen Krankenkassen erstattet.
- **Psychotherapie**, u. a. Entspannungsübungen (z. B. Muskelrelaxation nach Jacobson, Yoga, autogenes Training), Verhaltenstherapie, Psychoanalyse und tiefenpsychologisch fundierte Therapie wirken entspannend und schmerzlindernd.
- **Hypnose** kann zur Reduktion von Schmerzen und depressiven Verstimmungen beitragen.
- **Neuraltherapie** zur Ausschaltung sogenannter Störfelder (Verursacher von Schmerzen) durch lokale Injektion von Anästhetika (z. B. Procain).

INFO

- www.schmerzliga.de
- www.dgschmerztherapie.de
- www.bv-schmerztherapie.de

Schnupfen

Grundlage für die Entstehung von Schnupfen bei Krebs-erkrankungen ist meist eine Abflussbehinderung von Sekreten durch den Krebs bzw. durch eine mit dem Krebs einhergehende Schwellung der Schleimhäute. Medikamentös führen u. a. zellwachstumshemmende Zytostatika (sowie Strahlentherapien) zu Schleimhautschäden, was die Ansiedlung von Viren, Bakterien oder Pilzen ermöglicht, die einen Schnupfen auslösen; auch die Hemmung von Abwehrfunktionen durch Zytostatika erhöht die Infektanfälligkeit.

Akuter Schnupfen beginnt meist mit wässrigem, später schleimigem Nasenausfluss. Wird das Nasensekret gelblich-grünlich, dann ist aus dem virusbedingten Schnupfen ein bakterienbedingter Schnupfen geworden. Weitere Symptome können sein: Behinderung der Nasenatmung, Trockenheits-gefühl, Behinderung von Geruchs- und Geschmackssinn, Kopfschmerz, Fieber, Husten und Heiserkeit.

Therapie
Ein akuter Schnupfen ist meist harmlos und heilt ohne Therapie innerhalb weniger Tage ab. Bei chronischem Schnupfen sollte die Ursache festgestellt werden, da eventuell eine therapiebedürftige Erkrankung vorliegen kann. Medikamentös kann eine verstopfte Nase durch abschwellende Nasentropfen (z. B. Otriven, Nasivin) behandelt werden.

> **ACHTUNG**
>
> Da die Behandlung mit abschwellenden Nasentropfen zu
> einer chronischen Entzündung mit Atrophie (Rückbildung)
> der Nasenschleimhaut führen kann, sollte sie nicht länger
> als maximal 7 Tage erfolgen.

So hilft Ihnen die Komplementärmedizin

Achten Sie auf eine ausreichende Trinkmenge, um den
Schleim zu verflüssigen. Trinken Sie mindestens 2–3 Liter pro
Tag, z. B. warme Tees und Mineralwasser; regelmäßige aber
mäßige körperliche Aktivität, regelmäßige Ruhephasen und
das Meiden von Reizungen der Atemwege (z. B. durch Auspuffgase, verrauchte Luft) tragen zur raschen Genesung bei;
reduzieren Sie Genussmittel wie Nikotin oder Alkohol.

Die pflanzlichen, hustenlindernden, schleimlösenden oder fie-
bersenkenden Mittel, in Form von Sirup oder Tee, wurden bereits mehrfach beschrieben. Eine Zusammenstellung finden
Sie u. a. unter Bronchitis (siehe S. 86) sowie unter Abwehrschwäche (siehe S. 22–33). Hier wurden hilfreiche Maßnahmen beschrieben, um das Immunsystem zu aktivieren.

> **TIPP**
>
> ### Spülen Sie die Nase
>
> Nasenspülungen mit Kochsalzlösung verhindern das
> Austrocknen der Nasenschleimhaut und erleichtern den
> Abfluss des Nasenschleims.

SO GEHT'S

Vorbeugende Maßnahmen

Am besten ist es natürlich, einen Infekt zu vermeiden. Versuchen Sie, die durch die Krebserkrankung bzw. Therapie bedingte Abwehrschwäche auszugleichen, indem Sie folgende Vorschläge umsetzen:

- regelmäßig in die Sauna gehen,
- Füße und Kopf warm halten,
- Fußbäder (heiß oder abwechselnd kalt – heiß), morgens und abends,
- Vitamin-C-haltiges Obst und Gemüse essen,
- warmes Wannenbad, danach im Bett nachschwitzen.

Inhalieren: Zum Verflüssigen und Abtransport des Schleims können Sie inhalieren; geben Sie dazu einen Esslöffel Kochsalz oder eine Handvoll Kamillenblüten in kochendes Wasser und halten den Kopf mit einem Handtuch bedeckt ca. 10–15 Minuten über das dampfende Gefäß. Wenn Sie die Nebenhöhlen mit Rotlicht bestrahlen (zweimal täglich, ca. 5–10 Minuten), fördert das ebenfalls den Schleimabfluss.

Schwitzen

Schweißausbrüche sind neben Übelkeit und Schwäche häufige Begleiterscheinungen von Krebserkrankungen (auch B-Symptome genannt, z. B. bei Lymphomen und Leukämien) oder unerwünschte Arzneimittelnebenwirkungen bei medikamentösen Krebstherapien, insbesondere bei immunologischen Behandlungen mit Zytokinen (z. B. Interferon), aber auch bei der Verabreichung von Wachstumsfaktoren (z. B. Neupogen, Neulasta), Bisphosphonaten (z. B. Bodronat, Zometa), chemo- und antihormonellen Therapien (siehe Hitzewallungen, S. 141).

Therapie

Die Aktivität von Schweißdrüsen kann u. a. gehemmt werden durch:

▮ Aluminiumhydroxid-Hexahydrat 20 % zur lokalen Anwendung (z. B. Hände, Füße, Achselhöhlen); abends vor dem Zubettgehen dünn auftragen

▮ Bad mit Zusatz von Eichenrindenextrakt; wirkt entzündungshemmend und adstringierend

▮ Iontophorese (Therapie mit Gleichstrom, der über Elektroden definierten Hautarealen zugeführt werden kann. Die Elektroden mit Bedienungsanleitung sind in Apotheken erhältlich. Das Wirkprinzip beruht auf einer Hemmung von Nervenimpulsen sowie auf einer direkten Hemmung von Schweißdrüsen durch den Gleichstrom)

TIPP

Kamillenbad

»Ich leide an einem hormonabhängigen Prostatakarzinom und werde mit Zoladex behandelt. (Durch diese Therapie wird u. a. die Testosteronfreisetzung durch die Hoden unterdrückt, was therapeutisch gewollt ist.) Eine unangenehme Nebenwirkung dieser Therapie sind plötzlich auftretende und völlig unkontrollierbare Hitzeattacken mit Schweißausbrüchen, die insbesondere im Berufsalltag störend sind. Mein Komplementärmediziner riet mir, tagsüber Salbeiextrakt einzunehmen und am Abend ein Kamillenbad zu nehmen. Ich habe diese Tipps befolgt und kann nun mit den sehr viel selteneren und milder verlaufenden Hitzewallungen ein normales Leben führen.«

Für ein Kamillenbad sollten Sie 10–20 ml standardisierte Kamillenlösung mit 1 Liter kochendem Wasser übergießen und 15 Minuten ziehen lassen, um es dann dem Badewasser zuzufügen.

So hilft Ihnen die Komplementärmedizin

▌ Trinken Sie mindestens 2–3 Liter pro Tag, Mineralwasser sowie Tees, versetzt mit Salz und Zucker.

▌ Tragen Sie luftige Kleidung, die den Schweiß aufsaugt, wie Baumwolle, Leinen oder Seide. Verzichten Sie auf synthetische Kleidungsstücke direkt auf der Haut.

▌ Verschaffen Sie sich Kühlung durch frische Luft, kalte Getränke, Eiswürfel oder Luftfächer.

▌ Stress, Alkohol, Kaffee, Tabak oder Gewürze können das Schwitzen noch verstärken und sollten gemieden werden.

- Sport treiben bzw. körperlich aktiv sein reduziert Stress und stabilisiert die Durchblutung.
- Machen Sie Entspannungsübungen zur Stressreduktion, z. B. Yoga, Tai Chi oder Körpergymnastik.
- Salbeitee und insbesondere Salbeiextrakt (Sweatosan; 100–150 mg; zweimal täglich) haben einen direkt hemmenden Einfluss auf die Schweißdrüsen und können deren Tätigkeit reduzieren (siehe S. 143).
- Kneipp'sche Anwendungen, z. B. warme und kalte Wechselbäder, Duschen, Wassertreten, können stabilisieren.
- Ein wirksames Deodorant und desinfizierende Seifen verhindern Geruchsentwicklung durch bakterielle Zersetzung des Schweißes.

Stuhlinkontinenz

Stuhlinkontinenz bezeichnet den unwillkürlichen Abgang von Inhalt (Stuhl) und Gas (Winde) aus dem Darm. Krebserkrankungen und -behandlungen können zur Stuhlinkontinenz führen:

- Krebs des Enddarmes, der Beckenorgane, z. B. Eierstöcke, Prostata, sowie des Rückenmarks,
- Operationen, die mit Verletzungen von Gewebe oder Nerven einhergehen,
- Chemotherapien sowie Strahlentherapien, die den Enddarm im Strahlenfeld haben, beeinflussen u. a. Muskulatur, Schleimhaut und Nerven und verändern die Darmmotorik.

Therapie

Eine medikamentöse Therapie mit Loperamid (Imodium, Loperamid ratiopharm, Lopalind; 2 mg; ein- bis zweimal täglich) kann erfolgreich sein und den Stuhlabgang verhindern. Loperamid ist ein Opioid (Opiumabkömmling). Es bindet an spezifische Rezeptoren (Andockstellen) im Darm, den Opioidrezeptoren. Dadurch wird die Darmbewegung (Peristaltik) gehemmt, der Darm ruhiggestellt und der unfreiwillige Stuhlabgang verhindert.

> **ACHTUNG**
>
> Loperamideinnahmen können Nebenwirkungen verursachen, u. a. Mundtrockenheit, Kopfschmerz, Schläfrigkeit, Übelkeit, Erbrechen, Hautausschläge. Die Ruhigstellung des Darms kann dazu beitragen, dass es zu einer Überwucherung des Darms mit Bakterien bzw. deren Giften kommt, was den Körper weiter schwächt.

Eine operative Therapie (Straffung des Beckenbodens; Einsetzen eines künstlichen Schließmuskels) kann in bestimmten Fällen angezeigt sein.

So hilft Ihnen die Komplementärmedizin

Stuhlregulation durch Ernährungsoptimierung: Idealerweise sollte der Stuhl grundsätzlich weich, aber geformt sein, also nicht zu hart und auch nicht zu flüssig. Um dieses Ziel zu erreichen, sollten Sie ausreichend Ballaststoffe zu sich nehmen (enthalten in: Vollkornprodukten, Weizenkleie, Obst und Gemüse etc.) und viel trinken. Vermeiden Sie Reizstoffe wie Alkohol, Koffein und Nikotin, essen Sie keine blähenden Speisen wie Kohl, Hülsenfrüchte und Zwiebeln.

Analhygiene: Reinigen Sie den After nach jedem Stuhlgang mit fließendem lauwarmem Wasser.

Sitzbäder: Um den Schließmuskel zu entspannen, können Sie mehrmals täglich Sitzbäder mit lauwarmem Wasser (10–20 Minuten) durchführen; wenn Sie dem Wasser Calendulatee (Ringelblumenblüten), Kamillentee oder Eichenrindentee zufügen, wirkt das zusätzlich hautberuhigend und juckreizstillend. Sie können auch Calendulasalbe auftragen.

Verhaltenstherapie: Es könnte sinnvoll sein, im Rahmen einer Verhaltenstherapie die Regulation und Standardisierung der Toilettengewohnheiten einzuüben, z. B.

- Training, nur zu bestimmten Zeiten zur Toilette zu gehen, z. B. nach dem Essen;
- Verlängerung der Zeiten zwischen zwei Toilettengängen;
- Stressreduktion, die mit dem Gang zur Toilette verbunden ist;
- Vermeidung emotionaler Reaktionen. Sie bewirken eine erhöhte Spannung des Bauchraums mit erhöhtem Druck auf Darm und Blase.

TIPP

Schließmuskeltraining und Biofeedback

Genau wie bei der Harninkontinenz ist es auch bei Stuhlinkontinenz wichtig, die entsprechende Muskulatur zu trainieren, also Beckenbodenübungen und Schließmuskeltraining zu machen. Einfache Übungsbeispiele finden Sie auf S. 130. Führen Sie die dort beschriebenen Übungen mehrere Minuten und mehrmals am Tag durch. Training mittels Biofeedback und Elektrostimulationsverfahren zur Stärkung des Schließmuskels werden angeboten und haben in vereinzelten Fällen auch Linderung der Symptomatik gezeigt. Um sie allgemein empfehlen zu können, müssten sie weiter erforscht und geprüft werden.

Sanitätsartikel: Entsprechende Vorlagen, Windeln oder Analtampons erhalten Sie in Sanitätshäusern oder Apotheken. Diese Hilfsmittel sind einfach anzuwenden, sicher und unsichtbar und ermöglichen Ihnen, ohne Angst und Sorge, dass ein Malheur passieren könnte, aus dem Haus zu gehen.

INFO

- www.inkontinenz-selbsthilfe.com/html/stuhlinkontinenz. html

- www.kontinenz-gesellschaft.de

- www.selbsthilfeverband-inkontinenz.org

Thrombose

Unter Thrombose versteht man den Verschluss eines Blutgefäßes (meist Vene, selten Arterie) durch einen Thrombus (Blutgerinnsel). Betroffen sind meist die tiefen Bein- und Beckenvenen im Gefolge von Krampfadern oder Venenentzündungen. Bemerkbar machen sich Thrombosen am betroffenen Körperteil u.a. durch Schwellungen, gespannte Haut und Schweregefühl, Rötung und Wärmegefühl sowie lagerungsabhängige Schmerzen.

Bei Krebserkrankungen können Thrombosen auftreten

- durch Einengung bzw. Verlegung von Blutgefäßen,
- durch Veränderung von Gerinnungsfaktoren, z.B. Erhöhung von gerinnungsfördernden Blutplättchen (Thrombozyten) und Eiweißen (Thrombin) sowie
- durch sogenannte paraneoplastische Syndrome (siehe S. 147).

> **ACHTUNG**
>
> Antihormonelle Therapien (insbesondere mit Östrogenblockern, z.B. Tamoxifen) gehen mit erhöhter Thrombosegefährdung einher und sind bezüglich dieses Risikos immer kritisch abzuwägen. Ein Wechsel auf einen sogenannten Aromatasehemmer (z.B. Aromasin, Arimidex, Femara) sollte mit dem behandelnden Arzt besprochen werden.

Ferner können die Krebsstandardtherapien (z. B. Operation und deren Begleitumstände wie Narben, Schwellungen, Blutergüsse, Chemo-, antihormonelle und Strahlentherapie) die Thromboseentstehung fördern.

Therapie

Die therapeutischen Ziele (gemäß der Leitlinie der Deutschen Gesellschaft für Angiologie) sind:

▌ Wiederherstellung des Blutflusses durch medikamentöse Auflösung des Thrombus (ist nur in den ersten acht bis zehn Tagen nach dessen Entstehung möglich) bzw. durch operative Entfernung des Thrombus.

▌ Verhinderung der Thrombusvergrößerung durch Medikamente, die die Blutgerinnung hemmen, z. B. Heparin oder Marcumar (sogenannte Vitamin-K-Antagonisten).

▌ Die Akutbehandlung einer Thrombose steht im Vordergrund. Die Diagnose und Therapie der zugrunde liegenden Erkrankungen erfolgen unmittelbar im Anschluss.

Thrombosen können lebensgefährlich werden, wenn sich das Gerinnsel oder Teile davon lösen und mit dem Blutstrom in andere Organe (z. B. Lunge, Gehirn) gelangen, wo sie als Embolie die ausreichende Blut- und Sauerstoffversorgung des Gewebes unterbinden. Daher betroffene Körperregion immer ruhigstellen!

SO GEHT'S

Bromelain

Dieses eiweißspaltende Enzym aus der Ananas (z. B. Bromelain-POS, Mucozym) ist wirksamkeitsgeprüft zur Reduktion von Schwellungen. Da wichtige Gerinnungsfaktoren Eiweiße sind, die durch Enzymaktivität inaktiviert werden, könnten ca. 3 000–4 000 FIP-Einheiten Bromelain pro Tag insbesondere in der Nachsorgephase die Therapie einer Thrombose optimieren. Bitte beachten Sie, dass eine Stunde vor und eine Stunde nach der Einnahme von eiweißspaltenden Enzymen (u. a. Bromelain) keine Nahrungsaufnahme erfolgen sollte.

So hilft Ihnen die Komplementärmedizin

Die Therapie gemäß der Leitlinie steht im Vordergrund.

Ruhigstellen: Das Ruhigstellen der betroffenen Körperregion verhindert, dass sich Gerinnsel bzw. Teile davon lösen und als Embolie lebensgefährliche Organinfarkte auslösen.

Risikofaktoren vermeiden: Risikofaktoren für die Entstehung von Thrombosen vermeiden, insbesondere vermeidbare, vom Lebensstil abhängige wie Übergewicht, Bewegungsmangel, Nikotin, Flüssigkeitsmangel, orale Kontrazeptiva (»Pille«), insbesondere in Kombination mit Nikotin, intravenöse Drogen (Heroin).

Trockene Schleimhaut

Die Krebserkrankung und die -behandlung können zu trockenen Schleimhäuten führen (z. B. im Scheidenbereich, im Mund-Rachen-Raum, in der Nase, im Magen-Darm-Trakt, an Augen und Gelenken). Denn die Chemo- und Strahlentherapien schädigen die schnellwachsenden Schleimhautzellen und führen u. a. zu schmerzhaften Gelenken, Entzündungen sowie Schleimhauttrockenheit. Die Antihormontherapie (z. B. mit Tamoxifen, Aromasin, Arimidex, Femara oder Zoladex) zur Behandlung eines hormonrezeptorpositiven Brustkrebses oder Eierstockkrebses senkt den Östrogenspiegel, was ebenfalls zu trockenen Schleimhäuten führt.

Aber auch der natürliche Alterungsprozess, insbesondere die Änderungen des Hormonhaushaltes während der Wechseljahre, führen zu trockenerer Haut und trockenen Schleimhäuten. Trockene Schleimhäute werden dünner, verletzungsanfälliger, sie jucken, brennen und gehen teilweise mit

> **ACHTUNG**
>
> Frauen mit hormonrezeptorpositiven Krebsen (Brust- oder Eierstockskrebs) sollten jede Art der Hormontherapie (insbesondere auch Phytohormontherapie) ausschließlich bedarfsangepasst und nur in Absprache und unter Kontrolle ihrer behandelnden Ärzte durchführen!

SO GEHT'S

Schleimhäute befeuchten

▮ Trockene Scheidenschleimhaut kann durch K-Y-Femi-
lind-Gel befeuchtet werden. Dieses Gel ist hormonfrei
und kann insbesondere auch nach erfolgreicher Behandlung von hormonrezeptorpositivem Brust- oder
Eierstockkrebs angewendet werden.

▮ Trockene Augen kann man mit Hylo-Comod- oder
Hylo-Care-Augentropfen feucht halten. Sie enthalten
Hyaluronsäure, die den Feuchtigkeitsfilm für längere
Zeit hält.

▮ Trockene Mundschleimhaut können Sie mit Glando-
sane Spray oder Saliva Orthana befeuchten. Diese Präparate bilden einen Feuchtigkeitsfilm, der für längere
Zeit anhält.

Schmerzen einher, u.a. arthrotische Gelenkbeschwerden,
Schluckschmerzen bzw. Schmerzen beim Geschlechtsverkehr.

Therapie

Die Therapie sollte immer mit dem behandelnden Arzt bzw.
Frauenarzt abgestimmt werden und erfolgt individuell entsprechend der Ursache.

So hilft Ihnen die Komplementärmedizin

Equizym MCA: Zur Behandlung von Schmerzsyndromen, die durch Schleimhauttrockenheit hervorgerufen werden, z. B. arthrotische Gelenkschmerzen, Augenbrennen sowie Entzündungen im Mund-Rachen-Raum und in der Scheide. Unter bzw. nach Krebsstandardtherapien, insbesondere bei antihormonellen Therapien bei Brust- und Prostatakrebs, hat sich die schleimhautstabilisierende Wirkung von Equizym MCA als lindernd erwiesen (siehe S. 66). Nehmen Sie täglich 2–3 Tabletten Equizym MCA ein.

Phytoöstrogene und Isoflavone: Frauen, die an einem hormonrezeptornegativen Krebs leiden bzw. deswegen erfolgreich behandelt wurden, könnten zur Linderung phytoöstrogenhaltige Extrakte aus Rotklee, Traubensilberkerze oder Soja ausprobieren. Isoflavonhaltige Nahrungsergänzungsmittel können ebenfalls bei trockenen Schleimhäuten hilfreich sein. Ihre Einnahme sollte aber immer individuell erfolgen und mit dem betreuenden Frauenarzt abgesprochen werden.

INFO

- www.krebsinformationsdienst.de/leben/pflege/kranken pflege_tipps.php
- www.vdak.de/cms/mime/1567D1175595891.txt

Unruhezustände

Innere Unruhe, Nervosität, Ängste oder Anspannung sind zunächst natürliche und verständliche Reaktionen, wenn man sich mit einer Krebserkrankung konfrontiert sieht. Wenn man nicht gegensteuert, kann ein negativer Kreislauf entstehen, wobei die anhaltenden Unruhezustände Körper und Geist weiter schwächen und zu Abwehrschwäche und depressiver Verstimmung bzw. Depression führen können.

Therapie
Eine medikamentöse Therapie von Unruhezuständen sollte immer fachärztlich angeordnet und überwacht werden.

So hilft Ihnen die Komplementärmedizin
Meist gehen Unruhezustände mit Schlafstörungen einher, und alle Vorschläge, die bei Schlafstörungen (siehe S. 216) greifen, sind auch bei anhaltender Nervosität und Anspannung hilfreich. Darüber hinaus ist eine psychoonkologische oder psychotherapeutische Begleitung dringend anzuraten. Nutzen Sie Ihre Kräfte, um den Krebs zu bekämpfen, und nicht, um Ihre berechtigten Sorgen und Ängste niederzukämpfen. Bitte beachten Sie die Hinweise zu depressiven Verstimmungen (siehe S. 97): Johanniskraut und Entspannungsübungen sind auch bei Unruhezuständen zu empfehlen. Auch progressive Muskelentspannung nach Jacobson oder Yoga kann Sie dabei unterstützen, zur Ruhe zu kommen.

WAS MIR GEHOLFEN HAT

Psychoonkologische Begleitung

»Mit dem Ende meiner Brustkrebstherapie (Operation und Strahlentherapie; laut Aussage des betreuenden Brustzentrums war ich durch diese Therapiemaßnahmen geheilt), das ich mir sehnlich herbeigewünscht hatte, begann eine ›innere Unruhe‹, die mich vollkommen lähmte und im Wesen veränderte. Ich bemerkte, dass ich ›innerlich zitterte‹ und zum Teil keinen klaren Gedanken mehr fassen konnte. Dies blockierte mich insbesondere im Berufsleben (ich bin freischaffende Künstlerin und modelliere Skulpturen) und machte mich im privaten Leben zuweilen ›ungenießbar‹. Verstärkt wurde die Unruhe durch eine zunehmende Ein- und Durchschlafschwierigkeit. Ich befand mich in einem echten ›Teufelskreis‹, der mein Leben sehr beeinträchtigte.

Auf Anraten meines Komplementärmediziners begann ich eine psychoonkologische Therapie, die komplett von meiner gesetzlichen Krankenkasse finanziert wurde. Ich konnte mich in Gesprächsrunden äußerst gut ›öffnen‹ und erlernte Entspannungsübungen (u. a. Muskelrelaxation nach Jacobson sowie Tai Chi), die mein inneres Gleichgewicht wiederhergestellt haben. Ich kann allen Betroffenen nur den Rat geben, bei Unruhezuständen aller Art nach Abschluss von Krebstherapien eine psychoonkologische Betreuung in Anspruch zu nehmen, um das Leben wieder lebenswert zu machen!«

Untergewicht

Mehr als jeder zweite Krebspatient in Deutschland ist mangelernährt bzw. untergewichtig. Entsprechend Aussage der Kommission »Ernährung und Krebs« der Deutschen Krebsgesellschaft ist dieser Aspekt bei der Krebsbekämpfung bislang vernachlässigt worden und soll stärker in das Bewusstsein der Ärzte gerückt werden. In Zukunft sollten alle Anstrengungen auf die optimale Versorgung von Krebspatienten mit Nährstoffen gerichtet sein, um ihnen die Kraft zu geben, die sie für die Therapie und den Kampf gegen den Krebs benötigen.

Ungewollter Gewichtsverlust ist oft das erste Symptom einer Krebserkrankung und tritt bei fast allen soliden Krebsen auf, z. B. Brust-, Prostata-, Bauchspeicheldrüsen-, Magen- bzw. Darmkrebs. Die Ursachen für den Gewichtsverlust umfassen

TIPP

Ernährungsberatung

Nutzen Sie die für Krebspatienten angebotenen Ernährungsprogramme bzw. eine Ernährungsberatung, um mit einer entsprechend geschulten Diätassistentin Ihren individuellen Kalorien- und Nährstoffbedarf zu ermitteln und Strategien zu entwickeln, wie Sie diese decken können. Eine Ernährungsberatung ist bei Mangelernährung von Krebspatienten eine Kassenleistung.

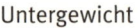

u. a.: mechanische Aufnahmebehinderung, unzureichende Nährstoffaufnahme, Schmerzen bei der Nahrungsaufnahme, Blutungen bzw. Schleimhautschäden sowie Appetitlosigkeit durch die Krebserkrankung oder deren Therapie.

Gewichtsverlust mit einhergehender Unterernährung führt insbesondere zum Abbau von Muskelmasse sowie zur Leistungseinschränkung aller körpereigenen Regelkreise, z. B. Abwehrsystem, Hormonsystem und allgemeinem Stoffwechsel. Dies reduziert u. a. das optimale Ansprechen von Krebstherapien (Operation, Chemo-, Strahlentherapie) und geht mit einer messbaren Verschlechterung der Lebensqualität einher. Diesbezüglich ist die krebsbedingte Unter- bzw. Mangelernährung eines der schwersten Symptome der Krebserkrankung, da der Patient sein körperliches und seelisches Wohlbefinden verliert.

Therapie

Eine gezielte ernährungstherapeutische Behandlung ist bei Krebspatienten angezeigt, um eine Mangelernährung mit Untergewicht zu verhindern. Die Nahrung sollte energie- und proteinreich sein und möglichst alle Mikronährstoffe (z. B. Vitamine, Mineralstoffe, Spurenelemente, Ballaststoffe, Aminosäuren, Fettsäuren) enthalten, die den Stoffwechsel aufrechterhalten. Die Nahrungsaufnahme kann oral (über den Mund), enteral (durch Sonden in den Magen-Darm-Trakt) oder parenteral (als Infusion ins Blut) erfolgen.

So hilft Ihnen die Komplementärmedizin

Dronabinol: Diese Komponente des Hanfs kann entsprechend des gut erforschten Wirkungsspektrums eingesetzt werden u. a. als brechreizhemmende (antiemetische), angstlösende (anxiolytische), schmerzhemmende (analgetische) und appetitanregende Substanz. Die Einnahme von Dronabinol erfolgt ausschließlich auf Anweisung des verordnenden Arztes und muss individuell dosiert werden. Die Wirksamkeit von Dronabinol bei Gewichtsverlust (insbesondere unter bzw. nach Krebsstandardtherapien, als Chemo- und Strahlentherapie) ist in wissenschaftlich fundierten Studien klinisch belegt. Es kann von jedem Arzt auf Betäubungsmittelrezept verordnet werden und wird von privaten Krankenversicherungen erstattet.

Mikronährstoffe: Als Krebspatient benötigen Sie mehr lebensnotwendige Mikronährstoffe (Vitamine und Spurenelemente) als Gesunde. Den erhöhten Bedarf kann auch eine gesunde, vollwertige Kost nur schwer decken. Dies gilt insbesondere vor und während einer Chemo- oder Strahlentherapie, da der Mikronährstoffbedarf in diesen Behandlungsphasen wegen der Nebenwirkungen der Behandlung erhöht ist. Dazu gehören insbesondere Appetitlosigkeit, Übelkeit, Erbrechen, Durchfall und Schwitzen. Liegt ein Mangel an Vitaminen und Spurenelementen vor, sind die tumorzerstörenden Therapien (Operation, Chemo- und Strahlentherapie) weniger wirksam und werden schlechter vertragen.

Wenn die ausreichende Aufnahme von Obst, Gemüse und Getreide nicht möglich ist (z. B. bei Schleimhautdefekten durch Chemo- oder Strahlentherapie oder bei Allergien), sollten Sie

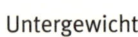

zusätzlich bilanzierte Vitamin- und Spurenelemente (z. B. Careimmun Basic oder Nutrazent Immun Plus-Komplex, 1 Kapsel pro Tag) einnehmen.

Körperliche und kreative Aktivität: Die Anleitung zu körperlicher und kreativer Aktivität kann dazu beitragen, den Symptomenkomplex der Gewichtsabnahme zu beeinflussen.

Psychoonkologische Begleitung: Als komplementärmedizinische Therapieoptimierung bei Mangelernährung mit Untergewicht bieten sich diverse psychoonkologische Maßnahmen an, z. B. Entspannungsübungen, Körperpsychotherapien. Auch die psychoonkologische Betreuung ist eine Kassenleistung.

INFO

▪ Bundeszentrale für gesundheitliche Aufklärung:
www.bzga-ernaehrung.de

▪ www.ernaehrung.de/tipps/untergewicht/

Venenentzündung

U nter einer Venenentzündung (Phlebitis bzw. Thrombo-
phlebitis) versteht man eine entzündliche Veränderung
der Venenwand, die nicht infektiös bedingt ist, das heißt keine
bakterielle oder virale Besiedlung aufweist. In über 90 % aller
Fälle sind oberflächliche Bein- und Beckenvenen betroffen,
meist im Gefolge von Krampfadern (siehe S. 156). Sie gehen
einher mit örtlich begrenzten Entzündungszeichen, u. a. Rötung, Schwellung, Überwärmung und Druckschmerz. Tiefe
Venenentzündungen bzw. Venenthrombosen sind äußerlich meist nicht erkennbar. Ursachen von Venenentzündungen sind überwiegend Krampfadern, aber auch Verletzungen
(z. B. Prellungen, Stiche), Allergien, Autoimmunerkrankungen sowie Entzündungsherde im Körper (z. B. vereiterte Man-
deln, Nebenhöhlenentzündung).

ACHTUNG

Venenentzündungen (insbesondere Entzündungen der tiefen
Bein- und Beckenvenen) neigen zur Blutgerinnselbildung
(siehe Thrombose, S. 239). Blutgerinnsel oder Teile davon
können sich lösen und zu lebensgefährlichen Gefäßverschlüssen (Embolien) in anderen Organen führen. Daher sollten
Venenentzündungen oder Venenthrombosen immer facharzt-
lich betreut werden.

SO GEHT'S

Kühlen Sie die betroffene Region

Geben Sie kalten Quark in ein Tuch und legen dies mehrmals täglich auf die betroffene Körperregion auf (mit einem weiteren Tuch abdecken). Der Quarkwickel wirkt kühlend, schmerzlindernd und entzündungshemmend. Oder Sie kühlen die betroffene Region mehrmals täglich für ca. 30 Minuten mit einem der folgenden Verfahren. Der Kältereiz führt zur Verengung der Blutgefäße und reduziert Schmerzen und Entzündung:

- Wenden Sie kaltes Wasser oder ein mit kaltem Wasser getränktes Tuch an.
- Geben Sie Heilerde (medizinisches Pulver aus »eiszeitlichen Lößablagerungen«) in Wasser und streichen die Paste auf die betroffene Region, mit einem Tuch abdecken.
- Sie können die Heilerde auch mit Essigwasser anrühren und diese Paste auftragen ($1/_2$ Esslöffel Essig mit $1/_2$ Liter Wasser versetzen und Heilerde hinzugeben, bis Paste entsteht).
- Kühlung mit Arnika-Wasser: Geben Sie 1 Teelöffel Arnikatinktur in 1 Liter kaltes Wasser, tauchen ein Tuch ein und legen dies auf die zu kühlende Region; das Tuch immer wieder neu tränken.

Bei Krebspatienten kommen Venenentzündungen nach Verabreichung von Chemotherapien (z.B. Vinorelbin, Epirubicin, Cyclophosphamid, Taxanen) vor, insbesondere dann, wenn die Infusion schnell erfolgt bzw. wenn die Zytostatika in nicht ausreichenden Flüssigkeitsmengen (Kochsalz- oder physiologische Pufferlösung) gelöst waren bzw. wenn nicht ausreichend mit Kochsalzlösung nachgespült wurde.

Therapie

Oberflächliche Venenentzündungen werden in der Regel mit elastischen Kompressionsverbänden, Heparinsalbe (z. B. Heparin-ratiopharm, Exhirud, Hepathrombin) und Mobilisation (Anleitung zur Bewegung) behandelt. Bei Bedarf werden entzündungshemmende Medikamente (z. B. Diclofenac, Indometacin) als lokale Anwendung (Salbe, Gel) oder in Tablettenform verordnet.

So hilft Ihnen die Komplementärmedizin

Natriumselenit: Nehmen Sie in Absprache mit Ihrem Arzt Natriumselenit, als Tabletten, Trinkampullen oder Infusionslösung (Cefasel, selenase, selen-loges, Seltrans), in einer Dosierung von 300–1000 µg pro Tag ein. Die antioxidative Wirkung von Selen hemmt die Entstehung von Venenentzündungen und fördert deren Heilung. Dies konnte in einer Studie gezeigt werden, in deren Verlauf Häufigkeit und Schweregrad von Venenentzündungen durch das Chemotherapeutikum Vinorelbin deutlich reduziert wurden.

INFO

▌ Deutsche Gesellschaft für Phlebologie: www.phlebology.de

Verbrennung der Haut (Strahlendermatitis)

Als eine Nebenwirkung von Strahlentherapien kann es in Abhängigkeit von Strahlenart und -dosis, von der Größe des Bestrahlungsfeldes und des Hauttyps zu Reizungen bis hin zu Verbrennungen an Haut und Schleimhäuten (= Strahlendermatitis) kommen. Ursächlich für die Entstehung der Strahlendermatitis ist die inaktivierende/abtötende Wirkung von ionisierenden Strahlen (Strahlentherapie) auf schnell wachsende Zellen (u. a. Krebszellen, aber auch Haut- und Schleimhautzellen). Die Symptome einer Strahlendermatitis können einem leichten Sonnenbrand ähnlich sein (Rötung), mit stärkerer Rötung, Schwellung, Blasenbildung und nässender Haut einhergehen oder zu Geschwüren (Strahlenulcus) bzw. zum Gewebeuntergang (mit Haarausfall, Funktionsverlust von Schweiß- und Talgdrüsen) führen. Als Folgeerscheinung kann sich die Pigmentierung (= Färbung) der Haut des Bestrahlungsfeldes ändern (heller oder dunkler werden) oder atrophisch werden (= dünner, empfindlicher bzw. anfälliger für Entzündungen und Verletzungen). Schwere Nebenwirkungen einer Strahlentherapie sind allerdings heutzutage sehr selten geworden.

Achtung: Eine Strahlendermatitis tritt meist während oder kurz nach der Strahlentherapie auf. Bei allen Beschwerden sollten Sie Ihren betreuenden Arzt/Ärztin informieren, um eventuelle Therapiemaßnahmen rechtzeitig einzuleiten!

Therapie

Entsprechend den Empfehlungen von Leitlinien sind Therapien abhängig von Lokalisation, Umfang und Schweregrad der Strahlendermatitis und umfassen u. a. Gele und Lotionen zur unspezifischen Anwendung. Sie enthalten als Wirksubstanzen u. a. D-Dexpanthenol, antioxidative Vitamine oder auch Wachstumsfaktoren für Zellen, die die Wundheilung beschleunigen sollen.

Achtung: Metalle wie Zink oder Silber (als Creme, Gel oder Pulver) sollten während einer Radiotherapie nicht lokal angewendet werden, da sie die Strahlendosis beeinflussen könnten.

Nach Beendigung der Strahlentherapie können entzündungshemmende silberhaltige Dressings und Wundkompressen geeignet sein. Lokal verabreichte Kortisonpräparate hingegen sind in der Regel nicht angezeigt, da sie den Verlauf der Strahlendermatitis nicht wesentlich beeinflussen. Wundverbände schützen die geschädigten Hautareale. Antibiotika sind selten angezeigt.

So hilft Ihnen die Komplementärmedizin

Achtung: Sprechen Sie jede komplementärmedizinische Anwendung mit Ihrem betreuenden Strahlentherapeuten ab! Die unterschiedlichen Erscheinungsformen und Verläufe der Strahlendermatitis erfordern individuelle und fachkompetente Therapieempfehlungen!

Allgemeine Maßnahmen umfassen u. a. angemessene Hautpflege und Hautreinigung, Bekleidung und körperliche Aktivitäten.

Arnikahaltige Gele oder Cremes: Diese (z. B. Combudoron Gel,
erhältlich in Apotheken) kühlen, lindern Schmerzen und regen die Neubildung (Regeneration) von Hautzellen an. Als
naturheilkundliche Maßnahme finden sie Anwendung bei
Verbrennungen 1. und 2. Grades (= Rötung, Schwellung,
Brandblasen), Sonnenbrand und akuten Strahlenschäden der
Haut. Bei Bedarf können arnikahaltige Gele/Cremes mehrmals täglich auf die betroffenen Hautbereiche aufgetragen
werden.

Wundsalben mit Ringelblume: *Calendula officinalis* (= Ringelblume) -haltige Wundsalben (z. B. Calendula Wundsalbe, erhältlich in Apotheken) wirken entzündungshemmend und
unterstützen die Neubildung von Hautzellen. Bei Bedarf
mehrmals täglich auf die betroffenen Hautstellen auftragen.

Verstopfung

Von Verstopfung spricht man bei weniger als drei Stuhl-
entleerungen pro Woche. Da der Nahrungsbrei zu lange
im Darm verbleibt, wird zu viel Wasser entzogen und der
Stuhl wird zu hart. Dies erschwert die Darmentleerung und
kann Beschwerden verursachen, z. B. Völle- oder Druck-
gefühl im Bauch, Bauchschmerzen, Blähungen, plötzliche
Durchfälle mit Bauchkrämpfen sowie Analfissuren.

Krebserkrankungen des Bauch- und Beckenraums (z. B. Ma-
gen-, Darm-, Eierstock-, Prostata-, Bauchspeicheldrüsen-
krebs) können zu Verstopfung führen durch Behinderung
der Darmpassage bzw. durch Funktionsverlust von Organen
(z. B. fehlende Sekretion von Enzymen, Gallenflüssigkeit)
und Nerven.

Auch die modernen Behandlungsstrategien aller Krebsarten, insbesondere Chemo-, antihormonelle und Schmerztherapien, gehen häufig mit Verstopfung einher. Dies hat seine
Gründe u. a.

- in der zellwachstums- und nervenhemmenden Aktivität
  der Zytostatika,
- in der reduzierten Flüssigkeitssekretion (Austrocknung)
  der Schleimhäute (durch Zytostatika und antihormonelle
  Therapien) und
- in der Hemmung der Darmtätigkeit (durch Opioide und
  andere Schmerzmittel).

Therapie

Vor Einleiten einer symptomatischen Therapie sollten immer behandlungsbedürftige Grunderkrankungen ausgeschlossen werden. Abführmittel, also Arzneimittel zur Beschleunigung der Stuhlentleerung (z. B. Agiolax, Bekunis, Bifiteral, Dulcolax), können bei Bedarf unter ärztlicher Kontrolle eingenommen werden.

Die Einnahme von Abführmitteln ist nur über einen beschränkten Zeitraum angezeigt und sollte zwei Wochen nicht überschreiten. Abführmittel sollten längerfristig nur auf ärztlichen Rat hin eingenommen werden. Pflanzliche Wirkstoffe verursachen ähnliche Wirkungen wie chemische Produkte und können bei langfristiger Einnahme mit bedrohlichen Nebenwirkungen einhergehen, z. B. schnellere und vermehrte Ausscheidung lebenswichtiger Vitamine, Spurenelemente und Mineralien. Mangelerscheinungen und Flüssigkeitsverlust können die Folgen sein.

So hilft Ihnen die Komplementärmedizin

Ernährungsumstellung: Wenn Sie häufig unter Verstopfung leiden, sollten Sie Ihre Ernährung langsam umstellen und den Anteil an faser- und ballaststoffreicher Kost (Obst, Gemüse und Getreide) erhöhen. Bitte bedenken Sie dabei, dass der Darm Zeit braucht, um sich an die Kostumstellung zu gewöhnen; wenn Sie von heute auf morgen große Mengen Rohkost verzehren, werden Sie vermutlich heftige Darmkoliken und Durchfall heraufbeschwören. In gekochter oder gedünsteter Form sind Gemüse und Getreideprodukte wesentlich verträglicher und leichter verdaulich. Wenn die Darmschleim-

> **ACHTUNG**
>
> Abführmittel können die Wirkung anderer Medikamente beeinflussen. So kann beispielsweise die Wirkung von Verhütungsmitteln (Antibabypille), Herzmedikamenten, Antibiotika, harntreibenden Arzneien und Kortisonpräparaten gestört, aufgehoben oder auch verstärkt werden.

haut durch die Chemotherapie sowieso gerade angeschlagen ist, sollten Sie besonders vorsichtig vorgehen.

Bewegung: Regelmäßige körperliche Aktivität fördert die natürliche Darmbewegung, optimal ist Ausdauersport wie Gehen, Walken, Joggen, Laufen und Schwimmen.

Brottrunk: Dieses schon bei diversen Beschwerden empfohlene Getränk enthält neben Vitaminen und Spurenelementen auch aktive Fermente (Enzyme). Durch die Enzymaktivität kann harter Stuhl aufgeweicht werden, wodurch Verstopfungen gelindert werden.

Probiotika: Zur Stabilisierung bzw. zum Wiederaufbau der Darmflora, also der ortsansässigen Bakterien, die für die Funktion des Darmes und der Schleimhaut notwendig sind, haben sich Probiotika als sinnvoll erwiesen, die in Joghurt und Sauermilchprodukten bzw. entsprechenden Arzneimitteln (z. B. Symbiolact, Symbioflor, Mutaflor, Omniflor) enthalten sind.

SO GEHT'S

Natürliche Abführmittel

▌ Sie können auch Lebensmittel in Ihren Speiseplan aufnehmen, die als natürliche Abführmittel wirken, z. B. Sauerkraut, Trockenpflaumen, Rhabarber und Rote Bete; bitte tasten Sie sich auch hier langsam an die nötige Menge heran – ein empfindlicher Darm kann schon bei drei Trockenpflaumen mit Durchfall reagieren.

▌ Trinken Sie ausreichend, also mindestens 2–3 Liter pro Tag.

▌ Pflanzliche Quellstoffe, z. B. Leinsamen oder Weizenkleie, erhöhen das Stuhlvolumen und regen so die natürliche Darmbewegung an. Um aufquellen zu können, benötigen diese Stoffe eine ausreichende Flüssigkeitsmenge.

▌ Wasserbindende Substanzen, z. B. Milchzucker, Lactulose oder Glaubersalz, können als milde, nebenwirkungsfreie Abführmittel dienen.

▌ Glycerinzäpfchen bilden bei Anwendung eine Beschichtung auf der Analschleimhaut, die die Stuhlausscheidung erleichtert.

Darmspülung: Darmspülungen mit reinem Wasser (z. B. Klistier, Irrigator) sind eine altbewährte und nebenwirkungsfreie Alternative zu Abführmitteln und führen zu einer sofortigen Entleerung des Enddarmes.

Verhaltenstherapie: Bei lang anhaltender Verstopfung und einem ungesunden Lebensstil könnte auch eine Verhaltenstherapie sinnvoll sein, die einem dabei hilft, den Lebensrhythmus zu normalisieren, regelmäßige Stuhlentleerung zu haben, Entspannungsübungen oder autogenes Training zu erlernen und in den Alltag einzubauen.

Warzen

Warzen sind gutartige, scharf begrenzte Hautwuche-rungen, die durch Viren (Humane Papilloma-Viren, HPV) hervorgerufen werden. Sie sind auf der ganzen Welt bekannt, betreffen meist Kinder oder Jugendliche und sind in der Regel harmlos. Gewöhnliche Warzen *(Veruccae vulgares)* entwickeln sich innerhalb von Wochen bis Monaten an der Stelle, an der die HP-Viren in die Haut eingedrungen sind, meist an Händen und Füßen.

Genitalwarzen, auch Feigwarzen oder Kondylome genannt, werden ebenfalls durch HPV hervorgerufen, gehören aber nicht zu den gewöhnlichen Warzen. Sie sind äußerst anste-ckend und werden durch Geschlechtsverkehr übertragen. Alterswarzen, auch senile Warzen genannt *(Verrucae sebor-rhoica)*, entstehen überwiegend ab dem 50sten Lebensjahr als rundliche oder ovale, hellbraune bis schwarzbraune lin-sengroße gutartige Hautwucherung. Da Warzen durch HP-Viren hervorgerufen werden, scheint die wichtigste Ursache für deren Entstehung eine Abwehrschwäche zu sein. Abwehr-schwächen können in allen Lebenslagen spontan auftreten (z. B. in Stresssituationen), durch Erkrankungen oder deren Behandlung (z. B. unter Chemo-, Strahlen-, Antibiotika-, Kortisontherapien) hervorgerufen werden.

Therapie

Gewöhnliche Warzen und Alterswarzen können sich nach Wochen bis Monaten spontan zurückbilden, wenn die HP-Viren vom körpereigenen Abwehrsystem abgetötet wurden. Warzen können chirurgisch entfernt werden, z. B. durch Ausschaben mit einem scharfen Löffel, Elektrokoagulation, Laserbehandlung oder Vereisung (Kryotherapie). Zytostatika, die als Pulver lokal auf die Warzen (in der Regel Feigwarzen) aufgetragen werden, oder abwehrsteigernde Maßnahmen (siehe Abwehrschwäche, S. 22) sind weitere Möglichkeiten.

So hilft Ihnen die Komplementärmedizin

Schöllkraut: Tragen Sie den Schöllkrautsaft mehrmals täglich auf die Warzen auf. Schöllkraut ist ein heimisches Gewächs, und der gelbe Saft kann durch Knicken des Stengels gewonnen werden oder ist als Schöllkrauttinktur zu kaufen.

TIPP

Höllenstein

Silbernitrat (Höllenstein) ist eine chemische Substanz (Salz der Salpetersäure) und als »Höllenstein-Ätzstift« zu kaufen. Sie wird lokal aufgetragen, verätzt die Warzen und tötet Viren und Bakterien ab. Höllenstein sollte nicht mit gesunder Haut in Berührung kommen, da diese ebenfalls verätzt wird. Wo Höllenstein aufgetragen wurde, entstehen vorübergehend schwarze oder braune Male. Daher sollten Anwendungen im Gesicht und an den Händen nicht erfolgen.

Thuja: Warzen, die durch HP-Viren verursacht sind (insbesondere gewöhnliche Warzen und Genitalwarzen), können durch Thuja comp. MT-Tropfen (zweimal 10 Tropfen pro Tag; orale Einnahme mit Wasser; ca. 3–4 Wochen) komplementärmedizinisch behandelt werden. Die Wirkung von *Thuja occidentalis* (Lebensbaum) beruht auf dessen antiviralem und immunaktivierendem Effekt.

Propolis: Dies ist ein von Honigbienen gesammeltes und verarbeitetes »natürliches Antibiotikum«, das auch Bienenharz oder Kittharz genannt wird. Es ist als 10%ige Propolislösung erhältlich. Es sollte mehrmals täglich auf die Warzen aufgetragen werden, wirkt entzündungshemmend und tötet Viren und Bakterien ab.

Zink und Selen: Zink- und Selenmangel können die körpereigene Abwehrbereitschaft schwächen und bedürfen der gezielten Ernährung oder der Substitution als Nahrungsergänzung. In Anlehnung an deutsche und internationale Fachgesellschaften gelten als empfehlenswerte Dosis pro Tag: Zink 10–20 mg und Selen 50–100 µg.

Zahnfleischentzündung

Veränderungen am Zahnhalteapparat (Parodont) werden medizinisch entweder als

▌ Parodontitis (durch Bakterien ausgelöste Entzündung des Zahnhalteapparates mit Rötung, Schwellung und Blutung) oder als

▌ Parodontose (nicht entzündlicher Schwund des Parodont)

bezeichnet.

Im Gefolge von Krebserkrankungen im Kopf-Hals-Raum, insbesondere aber unter Krebstherapien (z. B. Chemo-, Strahlen-, Antihormontherapie) können Zahnfleischentzündung oder -schwund auftreten. Strahlentherapien, die den Mund-Rachen-Raum im Strahlenfeld haben (z. B. bei Krebserkrankungen des Hals-Nasen-Ohrenbereichs oder der Zahnheilkunde, Gehirntumoren, Lymphome) können das Zahnfleisch und den Zahnhalteapparat direkt schädigen, da sie zellwachstumshemmend wirken. Dies betrifft insbesondere die schnell

---

ACHTUNG

Verfahren mit zweifelhaftem Unbedenklichkeits- bzw. Wirksamkeitsnachweis sind u. a. Homöopathie (z. B. Calcium carbonicum, Calcium fluoratum, Calcium phosphoricum), Akupunktur, orthomolekulare Therapie mit hochdosierten Vitamin- und/oder Spurenelement-Einzelsubstanzen oder -gemischen, inklusive Vitamin C.

wachsenden Zellen der Schleimhaut, der körpereigenen Abwehr und des Bindegewebes. Die Folge sind u. a. Rückgang von Zahnfleisch und Zahnhaltestrukturen, Entzündungen, Mundtrockenheit, Geschmacksbeeinträchtigung. Auch Chemo- und Antihormontherapien beeinträchtigen Wachstum und Funktion von Schleimhaut, Immunsystem und Bindegewebe und gehen mit ähnlichen Nebenwirkungen einher wie die Strahlentherapie.

Therapie
Wenn Parodontitis oder Parodontose auf eine bestimmte Grunderkrankung zurückzuführen sind, muss diese diagnostiziert und behandelt werden.

So hilft Ihnen die Komplementärmedizin
Zahnpflege und zahngesunde Ernährung sind das A und O zur Vorbeugung von Erkrankungen des Zahnhalteapparates (siehe Karies, S. 150) und auch die Basis für eine erfolgreiche Behandlung.

Speziell zur Behandlung der Parodontitis, die ja durch Bakterien ausgelöst wird, sind folgende Maßnahmen sinnvoll:

- Eine Stabilisierung der körpereigenen Abwehrkräfte, insbesondere des in der Schleimhaut ansässigen Abwehrsystems (z. B. durch Probiotika, Brottrunk, Kolostrum-Extrakt) könnte hilfreich sein (siehe Abwehrschwäche, S. 22–33).
- Zur Bekämpfung von parodontitisauslösenden Bakterien

TIPP

Professionelle Zahnreinigung

Eine regelmäßige professionelle Zahnreinigung (zweimal pro Jahr) zur Entfernung der bakteriellen Ablagerungen (Plaques) wird dringend angeraten. Dabei werden Zahnoberflächen und Zahnfleischtaschen mittels spezieller Instrumente (z. B. Kürette, Ultraschall) gesäubert und geglättet. Politur und Fluoridierung erfolgen zur Vorbeugung und zur Härtung der Zahnsubstanz. Diese professionelle Zahnreinigung kann auch durch Lasertherapie erfolgen. Laserlicht tötet Bakterien ab und kann tief in die Zahnfleischtaschen eindringen. Die Kosten betragen 80–150 Euro und werden nicht von den Krankenkassen erstattet.

im Mund können Mundspülungen mit Chlorhexidin oder Wasserstoffdioxid hilfreich sein.

▌ In schweren Fällen kann eine Antibiotikumtherapie (lokal in die Zahnfleischtasche oder als Allgemeinbehandlung in Tablettenform) angezeigt sein.

INFO

▌ www.parodontosehilfe.de
▌ www.parodontologie-berater.de

Literatur

Hier finden Sie Veröffentlichungen zu wirksamkeitsgeprüften komplementärmedizinischen Verfahren, die im Buch vorgestellt worden sind.

Abwehrschwäche

Eberraute-Tee

Randerath O et al: Immunmodulation mit *Herba abrotani*-Tee und *Propionibacterium avidum* KP-40 bei professionellen Eishockeyspielern. Biol. Med. 26:105–109, 1997.

Kolostrum-Extrakt

Rona Z: Clinical applications: Bovine colostrum as immune system stimulator. Am. J. Nat. Med. 5:19–23, 1998.

Buckley JD et al.: Bovine colostrum supplementation during endurance running training improves recovery but not performance. J. Sci. Sport 5:65–72, 2002.

Probiotika

Ezendan J et al.: Probiotics: Immunomodulation and evaluation of safety and efficacy. Nutr. Rev. 64:1–14, 2008.

Zink und Selen

Keen CL: Zinc deficiency and immune function. Ann. Rev. Nutr. 10:415–431, 1990.

Rayman MP: Selenium in cancer prevention: A review of the evidence and mechanism of action. Proc. Nutr. Soc. 64:527–542,2005.

Mücke R et al.: Komplementärer Seleneinsatz in der Onkologie. Onkologe 16:181–186, 2010.

Misteltherapie

Kienle G et al.: Die Mistel in der Onkologie. Schattauer Verlag Stuttgart, 2003.

Gemeinsamer Bundesausschuss: Verordnung von Arzneimitteln. Bundesanzeiger 155:11, 2004.

Allergie
Kolostrum-Extrakt

Mikulska JE et al.: A proline rich polypeptide complex (PRP) from bovine colostrums. Immunopharm. Immunotox. 25:645–654, 2003.

Eberraute-Tee

Remberg P et al.: Characteristics, clinical effect, profile and tolerability of a nasal spray preparation of *Artemisia abrotanum* L. for allergic rhinitis. Phytomedicine 11:36–42, 2004.

Appetitlosigkeit
Dronabiol

Tramer MR et al.: Canabinoids for control of chemotherapy-induced nausea and vomiting. Brit. Med. J. 323:16–21, 2001.

Arthrose
Akupunktur

Mannheimer E et al.: Meta analysis: Acupuncture for low back pain. Ann. Intern. Med. 142:651–663, 2005.

Goldman N et al.: Adenosin A-1 Rezeptoren vermitteln lokale antinozeptiven Effekt der Akupunktur. Nature Neuroscience 13:883–888, 2010.

Equizym MCA/Chemotherapie

Beuth J: Evidence-based complementary oncology. Anticancer Res. 30:1767–1771, 2010.

Equizym MCA/Anthihormontherapie

Uhlenbruck G et al.: Reduced side effects of adjuvant hormone therapy in breast cancer patients by complementary medicine. In Vivo. 24:799–802, 2010.

Blasenentzündung

Preiselbeersaft

Jepson RG et al.: A systematic review of the evidence for cranberry and blueberry in UTI prevention. Mol. Nutr. And Food Res. 51:738–745, 2007.

Impfung

Wagenlehner F et al.: Treatment of bacterial urinary tract infections: Presence and future. Europ. Urology 49:235–244, 2009.

Bronchitis

Pflanzen-Extrakte

Timmer A et al.: *Pelargonium sidoides* extract for acute respiratory tract infection. The Cochrane Library 2008, Issue 3. www.thecochranelibrary.com.

Darmentzündung (chronische)

Weihrauch-Extrakte

Madisch A et al.: *Boswellia serrata* extract for the treatment of collagenous colitis. A double-blind, randomized, placebo-controlled, multicenter trial. Int. J. Colorectal Dis. 12:1445–1451, 2007.

Depressive Verstimmung

Johanniskraut-Extrakt

Linde K: St. *John's wort* for depression. Meta-analysis of randomized controlled trials. Br. J. Psych. 186:99–107, 2005.

Erbrechen und Übelkeit

Ingwertee

Kim K et al.: Major clinical research advances in gynaecologic cancer. J. Gynecol. Oncol. 20:203–209, 2009.

Equizym MCA
Beuth J: Evidence-based complementary oncology. Anticancer Res. 30:1767–1771, 2010.

Artischocken-Extrakt
Speroni E et al.: Efficacy of different *Cynara scolymus* preparations on liver complaints. J. Ethnopharmacol. 86:203–211, 2003.

Mariendistel-Extrakt
Wellington K et al.: Silymarin: A review of its clinical properties in the management of hepatic disorders. Bio Drugs 15:465–489, 2001.

Erektionsstörung, Impotenz
Beckenbodentraining
van Kampen M et al.: Treatment of erectile dysfunction by perineal exercise, electromyographic biofeedback and electrical stimulation. Phys. Ther. 83:536–543, 2003.

Dorey G et al.: Pelvic floor exercise for erectile dysfunction. Br. J. Urol. 96:595–597, 2005.

Hand-Fuß-Syndrom
Hanföl
Koula-Jenik H et al.: Anwendungsbeobachtung zum präventiven Potential von Hanföl beim Capecitabin-induzierten Hand-Fuß-Syndrom. Deutsche Zeitschrift für Onkologie 42: 80–84, 2010.

Hitzewallungen
Salbei-Extrakt
Jud SM et al.: Supportive Maßnahmen bei onkologischen Therapien. Frauenheilkunde 3:333–363, 2009.

Husten
Efeu-Extrakt
Schulz V et al.: Rationale Phytotherapie. Springer Verlag 227–228, 2004.

Inkontinenz
Beckenbodentraining
Hunter KF et al.: Conservative management of postprostatectomy incontinence. Cochrane Database Syst. Rev. 2, 2004.

Bögermann C et al.: Therapie der Belastungsinkontinenz beim Mann. Dt. Ärzteblatt 107:484–491, 2010.

Konzentrationsschwäche
Gingko-Extrakt
Getz HJ et al.: Review about *Ginkgo bilabo* spezial extract EGB 761 (Ginkgo). Curr. Pharmacol. Design 10:261–264, 2004.

Weinmann S et al.: Effects of *Ginkgo bilabo* in dementia: systematic review and meta-analysis. BMC Geriatrics 10:14–25, 2010.

Krampfadern
Rosskastanie
Suter A: Treatment of patients with venous insufficiency with fresh plant *Horse chestnut* seed extract. A review of 5 clinical studies. Adv. In. Ther. 23:179–190, 2008.

Leberbeschwerden
Mariendistel-Extrakt
Wellington K et al.: Silymarin: A review of its clinical properties in the management of hepatic disorders. Bio Drugs 15:465–489, 2001.

Artischocken-Extrakt
Speroni E et al.: Efficacy of different *Cynara scolymus* preparations on liver complaints. J. Ethnopharmacol. 86:203–211, 2003.

Hepa-Merz
Hass HG et al.: Detection of subclinical and overt hepatic encephalo-pathy and treatment control after L-Ornithine-L-Aspartate medication. Z. Gatroenterol. 43:373–378, 2005.

Lymphödem
Muskeltraining
Schmitz KH et al.: Weight lifting in women with breast cancer related lymphedema. NEJM 361:664–673, 2009.

Natriumselenit
Bruns F et al.: Selenium in the treatment of head and neck lymphedema. Med. Print. Pract. 13:185–190, 2004.

Kasseroller R et al.: Treatment of secondary lymphedema of the arm with physical decongestion therapy and sodium selenite. Am. J. Therapeutics 7:273–279, 2000.

Mastopathie
Mönchspfeffer
Gorkow C et al.: Zur Wirksamkeit von *Vitex agnus castus* Präparaten. Wiener Med. Wschrft. 152:364–372, 2000.

Missempfindungen
Vitamin E
Pace E et al.: Vitamine E neuroprotection for cisplatin neuropathia. A randomized controlled trial. Neurology 74:762–766, 2010.

Argyriou AA et al.: Preventing paclitaxel-induced peripheral neuropathy. A phase II trial of vitamine E supplementation. J. Pain Symptom Management 32:237–244, 2006.

Vitamin-B-Komplex-Präparate
Holzhauer P: Komplementärmedizinisches Nebenwirkungsmanagement. Deutsche Zeitschrift für Onkologie 37:35–38, 2005.

Müdigkeitssyndrom
Kolostrum-Extrakt
Buckley JD et al.: Bovine colostrum supplementation during endurance running training improves recovery but not performance. J. Sci. Sport 5:65–72, 2002.

Muskelkrampf

Swaminathan R: Magnesium metabolism and its disorders. Clin. Biochem. Rev. 24:47–66, 2003.

Narben

Contractubex Gel

Beuth J et al.: Safety and efficacy of local administration of contractubex to hypertrophic scars in comparison to corticosteroid treatment. In Vivo 20:277–283, 2006.

Nebenhöhlenentzündung

Bromelain

Braun JM et al.: Therapeutic use, efficiency and safety of the proteolytic pineapple enzyme Bromelain-POS in children. In Vivo 19:417–421, 2005.

Neurodermitis

Crememixtur

Stücker M et al.: Vitamin B-12 cream containing avocado oil in the therapy of plaque psoriasis. Pharmacology and Treatment 203:141–147, 2001.

Ödem

Weihrauch-Extrakte

Kirste S: Antiödematöse Wirkung von *Boswellia serrata* auf das Strahlentherapie-assoziierte Hirnödem. Inaugural Dissertation Universität Freiburg, 2009.

Schwitzen

Salbei-Extrakt

Jud SM et al.: Supportive Maßnahmen bei onkologischen Therapien. Frauenheilkunde 3:333–363, 2009.

Trockene Schleimhaut
Equizym MCA
Beuth J: Evidence-based complementary oncology. Anticancer Res.
30:1767–1771, 2010.

Uhlenbruck G et al.: Reduced side effects of adjuvant hormone therapy
in breast cancer patients by complementary medicine. In Vivo 2010.
24:799–802, 2010.

Untergewicht
Dronabiol
Tramer MR et al.: Canabinoids for control of chemotherapy-induced
nausea and vomiting. Brit. Med. J. 323:16–21, 2001.

Schleimhautentzündung
Elektrolytlösung
Papas A et al.: A prospective randomized trial fort he prevention of
mucositis in patients undergoing hematopoetic stem cell transplantation. Bone Marrow Transplant 8:705–712, 2003

Venenentzündung
Natriumselenit
Holzhauer P: Einfluss von Natriumselenit auf die durch Vinorelbin
induzierte lokale Phlebitis. Zeitschrift für Orthomolekulare Medizin
7:16–18, 2009.

Bücher zum Weiterlesen

Beuth J.: **Krebs ganzheitlich behandeln.** 3. Aufl. Stuttgart: TRIAS Verlag; 2007

Beuth J., Drebing V.: **Selen gegen Krebs.** Unterstützung in der Tumorprävention und -therapie. TRIAS Verlag; 2006

Emons D., Beuth J., Rösing B.: **Brustkrebs – Überlebenshilfe für junge Frauen.** TRIAS Verlag; 2008

Hilfreiche Adressen

Stiftung Deutsche Krebshilfe
Buschstr. 32, 53113 Bonn
Tel.: 02 28/72 99 00; Fax: 02 28/7 29 90 11
E-Mail: deutsche@krebshilfe.de
www.krebshilfe.de

Krebsinformationsdienst (KID)
Deutsches Krebsforschungszentrum
Im Neunheimer Feld 280, 69120 Heidelberg
Tel.: 08 00/4 20 30 40
(täglich 8.00 bis 20.00 Uhr besetzt; bei Anruf aus dem Festnetz kostenlos)

Aus dem Ausland ist der Krebsinformationsdienst unter
Tel.: +49 (0) 62 21/ 9 99 80 00 erreichbar.
E-Mail: krebsinformationsdienst@dkfz.de
www.krebsinformationsdienst.de

**Institut zur wissenschaftlichen Evaluation naturheilkundlicher
Verfahren** an der Universität zu Köln
Joseph-Stelzmann-Straße 9, 50931 Köln
Tel.: 02 21/4 78 64 14; Fax: 02 21/4 78 70 17
E-Mail: info@iwenv.de
www.iwenv.de

UniversitätsTumorCentrum Jena
Bachstraße 18, 07740 Jena
Tel.: 0 36 41/93 31 14; Fax: 0 36 41/93 38 40
E-Mail: tumorzentrum@med.uni-jena.de
www.tumorzentrum.uniklinkum-jena.de

Deutsche Krebsgesellschaft e.V.
Kuno-Fischer-Straße 8, 14057 Berlin
Tel.: 0 30/32 29 32 90
Fax: 0 30/3 22 93 29 66
E-Mail: service@krebsgesellschaft.de
www.deutsche-krebsgesellschaft.de

**Krebsberatung und Kontaktstelle für Selbsthilfegruppen
nach Krebs**
Lütticher Straße 10
52064 Aachen
Tel.: 02 41/47 48 80; Fax: 02 41/4 74 88 20
E-Mail: info@krebsberatungsstelle.de
www.krebsberatungsstelle.de

Stichwortverzeichnis

Stichwortverzeichnis

Stichwortverzeichnis

Stichwortverzeichnis